Le Voyage de l'Âme Nomade
Redécouvrir le Tengrisme

Allan Shepard

Booklas Publishing — 2025
Œuvre écrite originellement en 2022

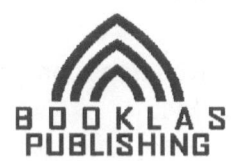

Titre Original : *The Journey of the Nomadic Soul - Rediscovering Tengriism*

Copyright © 2025, publié par Luiz Antonio dos Santos ME.

Ce livre est une œuvre de non-fiction qui explore les concepts et pratiques du tengrisme et du chamanisme, abordant la spiritualité ancestrale des peuples nomades de l'Eurasie. À travers une perspective écospirituelle et historique, l'auteur propose une reconnexion profonde avec la nature, l'invisible et l'héritage spirituel indigène.

1ère Édition

Équipe de Production

Auteur : Allan Shepard
Éditeur : Luiz Santos
Couverture : Studios Booklas / Camille Renard
Consultant : Marc Delroche
Chercheurs : Inès Maillard / Théo Bérenger / Solène Dufay
Mise en page : Olivier Rimon
Traduction : Céline Vaubois

Publication et Identification
Le Voyage de l'Âme Nomade
Booklas, 2025
Catégories : Spiritualité / Religions comparées
DDC : 299.51 — CDU : 299.5

Tous droits réservés à

Luiz Antonio dos Santos ME / Booklas
Aucune partie de ce livre ne peut être reproduite, stockée dans un système de récupération ou transmise, sous quelque forme ou par quelque moyen que ce soit — électronique, mécanique, photocopie, enregistrement ou autre — sans l'autorisation préalable et écrite du détenteur des droits d'auteur.

Sommaire

l'index Systématique 5
Prologue 9
Chapitre 1 Ciel Éternel... 13
Chapitre 2 Racines Anciennes 19
Chapitre 3 Âme Nomade.. 25
Chapitre 4 Dieu du Ciel 31
Chapitre 5 Mère Terre.. 37
Chapitre 6 Esprits de la Nature 43
Chapitre 7 Culte Ancestral... 49
Chapitre 8 Trois Mondes.. 56
Chapitre 9 Monde Céleste 63
Chapitre 10 Monde Souterrain... 69
Chapitre 11 Multiples Âmes 76
Chapitre 12 Chaman Médiateur 83
Chapitre 13 Rituels Sacrés 89
Chapitre 14 Guérison Chamanique 96
Chapitre 15 Totems et Symboles 102
Chapitre 16 Lieux Sacrés 109
Chapitre 17 Syncrétisme Bouddhiste... 116
Chapitre 18 Résistance Ancestrale.. 123
Chapitre 19 Tengri et Islam 130
Chapitre 20 Tengri et Christianisme 137
Chapitre 21 Modernité Séculière 144
Chapitre 22 Renouveau Actuel 150

Chapitre 23 Quête Spirituelle 157
Chapitre 24 Chamanisme Sibérien 164
Chapitre 25 Traditions Indigènes 171
Chapitre 26 Vision Écologique 179
Chapitre 27 Pratiques Modernes 187
Chapitre 28 Valeurs et Éthique 195
Chapitre 29 Identité Spirituelle 202
Chapitre 30 Connexion Sacrée 209
Chapitre 31 Re-signification Moderne 216
Chapitre 32 Sagesse Ancestrale 223
Chapitre 33 Harmonie Cosmique 230
Épilogue 236

l'index Systématique

Chapitre 1: Ciel Éternel - Explore Tengri comme le Ciel Éternel, conscience suprême régissant l'univers et base de la spiritualité tengriste.

Chapitre 2: Racines Anciennes - Aborde les origines du tengrisme chez les anciens peuples nomades eurasiens et sa persistance historique.

Chapitre 3: Âme Nomade - Décrit l'esprit libre des peuples nomades et comment le tengrisme s'intégrait à leur vie quotidienne et vision du monde.

Chapitre 4: Dieu du Ciel - Détaille le concept de Tengri comme Dieu suprême du Ciel, source d'ordre et de légitimité, et sa relation directe avec les humains.

Chapitre 5: Mère Terre - Présente Etugen (Mère Terre) et Umay, soulignant la sacralité de la terre et le divin féminin dans le tengrisme.

Chapitre 6: Esprits de la Nature - Explore la croyance aux esprits de la nature (iye) habitant le monde naturel et le respect nécessaire à la coexistence.

Chapitre 7: Culte Ancestral - Détaille l'importance de la vénération des ancêtres, leur influence continue, et les rituels reliant vivants et morts.

Chapitre 8: Trois Mondes - Décrit la cosmologie tengriste des trois mondes interconnectés (Supérieur,

Médian, Inférieur) et le rôle du chaman comme voyageur entre eux.

Chapitre 9: Monde Céleste - Se concentre sur le Monde Supérieur, demeure de Tengri, des divinités bienveillantes et des ancêtres élevés.

Chapitre 10: Monde Souterrain - Explore le Monde Inférieur, domaine d'Erlik Khan, sa nature, ses habitants et son rôle dans la transformation et les voyages chamaniques.

Chapitre 11: Multiples Âmes - Aborde le concept des âmes multiples au sein d'une personne et leurs fonctions distinctes dans la vie et la guérison chamanique.

Chapitre 12: Chaman Médiateur - Détaille le rôle, l'appel, l'initiation, les outils et les fonctions du chaman comme médiateur entre les mondes.

Chapitre 13: Rituels Sacrés - Décrit les rituels tengristes clés, soulignant leur lien avec la vie quotidienne, la nature et le cycle de vie.

Chapitre 14: Guérison Chamanique - Détaille les méthodes et la compréhension de la guérison chamanique, axée sur la restauration de l'équilibre spirituel et le recouvrement d'âme.

Chapitre 15: Totems et Symboles - Explore la signification et le pouvoir des totems animaux et des symboles clés au sein de la vision du monde tengriste.

Chapitre 16: Lieux Sacrés - Aborde l'importance des lieux naturels sacrés (montagnes, sources, ovoos) en tant qu'entités vivantes et portails.

Chapitre 17: Syncrétisme Bouddhiste - Décrit le mélange du tengrisme et du bouddhisme en Mongolie, créant une tradition spirituelle syncrétique.

Chapitre 18: Résistance Ancestrale - Détaille comment le tengrisme a survécu à la persécution et à la suppression par des pratiques clandestines et la résilience culturelle.

Chapitre 19: Tengri et Islam - Explore l'interaction historique et le syncrétisme entre le tengrisme et l'islam chez les peuples turciques.

Chapitre 20: Tengri et Christianisme - Aborde la rencontre entre le tengrisme et le christianisme durant l'Empire mongol, marquée par la tolérance et l'intégration symbolique.

Chapitre 21: Modernité Séculière - Décrit la suppression du tengrisme sous la modernité séculière, notamment le communisme soviétique, et ses impacts.

Chapitre 22: Renouveau Actuel - Détaille le renouveau contemporain du tengrisme post-soviétique, incluant organisations, festivals et défis.

Chapitre 23: Quête Spirituelle - Explore les raisons de la quête spirituelle contemporaine et l'attrait du tengrisme dans le monde moderne.

Chapitre 24: Chamanisme Sibérien - Compare les traditions chamaniques sibériennes avec le tengrisme, soulignant similitudes, différences et leur renouveau contemporain.

Chapitre 25: Traditions Indigènes - Compare le tengrisme avec d'autres traditions spirituelles indigènes mondiales, mettant en évidence des thèmes universels de vénération de la nature et de cosmologie.

Chapitre 26: Vision Écologique - Se concentre sur la vision écologique inhérente au tengrisme, considérant la nature comme sacrée et interconnectée avec l'humanité.

Chapitre 27: Pratiques Modernes - Décrit comment le tengrisme est adapté et pratiqué dans le monde moderne, y compris en milieu urbain et via les communautés en ligne.

Chapitre 28: Valeurs et Éthique - Souligne les valeurs éthiques fondamentales du tengrisme, telles que l'équilibre, l'honneur, l'hospitalité et la révérence envers la nature.

Chapitre 29: Identité Spirituelle - Aborde le tengrisme comme source d'identité spirituelle, de résistance culturelle et de guérison collective.

Chapitre 30: Connexion Sacrée - Se concentre sur l'expérience centrale de 'connexion sacrée' dans le tengrisme, reliant les humains, la nature et le cosmos.

Chapitre 31: Re-signification Moderne - Explore comment les concepts et symboles tengristes sont réinterprétés et adaptés dans le contexte moderne.

Chapitre 32: Sagesse Ancestrale - Plonge dans la nature de la sagesse tengriste comme étant expérientielle, incarnée et transmise par les symboles et la tradition orale.

Chapitre 33: Harmonie Cosmique - Synthétise l'objectif tengriste de vivre en harmonie cosmique dynamique par la relation, le rituel et l'écoute profonde.

Prologue

Nous vivons une époque où la spiritualité, pour beaucoup, est devenue un bruit de fond. Un souvenir diffus. Un écho presque imperceptible qui, pourtant, insiste à appeler – surtout dans les moments de silence les plus profonds. La modernité, avec ses promesses de progrès, nous a éloignés de quelque chose d'essentiel. Au nom de la rationalité, nous avons perdu l'intimité avec l'invisible. Et ainsi, des milliers de personnes parcourent le monde avec un vide qu'elles ne savent nommer. Elles ressentent le manque de quelque chose – elles ne savent quoi. Mais elles le sentent.

Cette absence, bien que subtile, résonne dans toutes les sphères de la vie. La science, autrefois sceptique sur le sujet, confirme désormais ce que les anciens savaient intuitivement : la spiritualité authentique nourrit non seulement l'esprit, mais renforce aussi le corps. Des études cliniques de plus en plus nombreuses montrent que les pratiques spirituelles authentiques – celles qui connectent l'être humain à quelque chose de plus grand que lui – réduisent les niveaux de stress, améliorent l'immunité, équilibrent les émotions et élargissent le sentiment d'appartenance. La spiritualité, comprise comme un axe existentiel, est une médecine invisible.

Et pourtant, bon nombre des religions traditionnelles n'ont pas réussi à maintenir cette flamme vivante. Elles sont devenues, en grande partie, des systèmes lourds, institutionnalisés, commerciaux. Elles parlent de transcendance, mais offrent des règles. Elles promettent la reconnexion, mais livrent des liturgies froides. Le temple est devenu une entreprise. Le sacré, un spectacle. Et l'être humain, cherchant un refuge spirituel, trouve des couloirs vides ou des voix automatisées.

C'est dans ce scénario de quête et de désillusion qu'une nouvelle tendance silencieuse s'impose : le retour aux origines. Non pas comme une régression vers le passé, mais comme une retrouvaille avec ce qui précède les systèmes modernes. Il y a un mouvement croissant de personnes qui cherchent, dans les vestiges des peuples anciens, une spiritualité vivante, fluide, organique. Parmi ces traditions oubliées – mais jamais mortes – se trouve le Tengrisme.

Ce livre, qui repose maintenant entre vos mains, est une porte ouverte vers ces retrouvailles. Le Tengrisme n'est pas né dans des palais ni n'a été révélé sur des tablettes sacrées. Il a émergé du silence des steppes, du vent qui chante entre les montagnes, de la révérence instinctive des nomades face au ciel. C'est une spiritualité qui ne sépare pas le sacré du quotidien. Elle est le quotidien. Elle est dans la manière de toucher la terre, de remercier l'animal qui offre sa vie, d'écouter le conseil des anciens ou l'avertissement des rêves. Elle n'exige pas de dogmes, elle exige la présence. Et aujourd'hui, plus que jamais, cette présence est urgente.

En lisant cet ouvrage, vous ne serez pas seulement guidé par des récits historiques ou des descriptions anthropologiques. Vous serez touché par une sagesse qui palpite encore, qui n'a pas été éteinte – seulement réduite au silence. Chaque chapitre est une reconnexion avec des couches profondes de l'expérience humaine. Vous trouverez ici une spiritualité qui parle directement à l'intuition, au corps, à la mémoire ancestrale qui vit encore en nous. Car oui – même entre les murs de béton et les écrans numériques – nous sommes toujours enfants du ciel et de la terre.

Le Tengrisme est, avant tout, une cosmovision : une manière de percevoir le monde comme un organisme vivant et interdépendant. Il n'y a pas de hiérarchie entre l'humain et la nature – il y a réciprocité. Les rivières sont des êtres, les animaux sont des guides, les rêves sont des cartes. Le Ciel n'est pas un lieu distant où l'on projette un dieu punitif, mais une conscience englobante, vivante, qui observe en silence et parle à travers les cycles. La Terre, quant à elle, est Mère au sens plein – non une métaphore, mais une réalité. Tout ce qui naît, grandit, meurt et renaît, le fait entre ces deux piliers : Père Ciel et Mère Terre.

Ce livre est une invitation – mais pas de celles qui attendent votre réponse immédiate. C'est un appel qui sème des graines. Peut-être le lirez-vous entièrement et ne percevrez ses effets que des mois plus tard. Peut-être quelque chose vous touchera-t-il dès les premières pages. Dans tous les cas, sa lecture ne sera pas anodine. Elle éveille. Elle déplace. Elle guérit.

En tant qu'éditeur, il ne m'appartient pas de dicter la valeur d'une œuvre. Mais je peux affirmer, avec l'expérience de celui qui a lu chaque ligne, que ce texte dépasse le papier. Il vibre. Il invoque. Il nous reconnecte à ce qui est essentiel et, en même temps, oublié. N'attendez ni formules, ni promesses. Ce que vous trouverez ici est vérité – de ces vérités qui ne crient pas, mais murmurent. Et qui, pour cette raison même, transforment.

Quelle que soit votre origine spirituelle, soyez-en certain : il y a quelque chose ici pour vous. Un souvenir qui a besoin d'être réactivé. Un feu qui désire être nourri. Une sagesse qui a toujours été vôtre, mais que vous avez peut-être oubliée. Le Tengrisme ne veut pas vous convertir. Il offre simplement une lentille. Et celui qui voit à travers cette lentille, perçoit un monde où tout – absolument tout – est sacré.

Permettez-vous de traverser ces pages l'âme ouverte. Non avec hâte, mais avec révérence. Écoutez les silences. Sentez le rythme des anciens. Reconnaissez, dans chaque paragraphe, un miroir qui révèle non le passé, mais l'éternité qui palpite encore maintenant.

Luiz Santos Éditeur

Chapitre 1
Ciel Éternel

Le ciel n'était pas seulement une immensité bleue au-dessus des têtes des nomades ; il était la conscience même de l'univers. Dans chaque souffle du vent sur les steppes, dans chaque rayon de soleil filtrant entre les nuages, on sentait la présence de Tengri – le Ciel Éternel, l'esprit suprême qui régissait la vie et la mort avec un silence imperturbable.

Lors des longs voyages à travers les vastes étendues de l'Asie centrale, les yeux des anciens cherchaient plus que des nuages ou des étoiles. Ils cherchaient des signes, des présages, des réponses. Car dans le tengrisme, le ciel est plus qu'une toile de fond cosmique : c'est Dieu lui-même, vivant, respirant sur la Terre. Les anciens peuples turcs et mongols ne construisaient pas de temples de pierre. Leurs cathédrales étaient les montagnes, leurs chapelles les vallées ouvertes et leurs autels le sol même sous leurs pieds. Vivre sous Tengri, c'était vivre en harmonie avec l'ordre invisible des choses. Le ciel ne parlait pas en mots, mais se manifestait à travers les cycles naturels, les changements climatiques, les migrations des animaux, le cours des rivières et la disposition des astres. Pour celui qui savait écouter, le Ciel n'était jamais silencieux.

La spiritualité tengriste a fleuri au gré des vents du temps sans avoir besoin de doctrines écrites ni d'écritures sacrées. Son essence était orale, sensorielle, viscérale. Le sacré n'était pas séparé du monde ; il se déversait sur toutes choses. Le chaman n'était pas le prêtre d'un livre, mais d'une expérience. Il lisait les signes du ciel, interprétait les rêves, cheminait entre les vivants et les morts, les humains et les esprits. Il était médiateur entre les mondes, non parce qu'il détenait un titre, mais parce que son âme brûlait à la fréquence de l'invisible.

Tengri n'était pas un être avec un visage ou un nom multiplié en langues diverses. Il était le bleu profond du firmament, la vibration sereine qui plane sur toutes choses. Dans les langues turques et mongoles, le mot « Tengri » est simultanément nom et substance : c'est le ciel, c'est le dieu, c'est le principe de tout. C'est la manifestation de l'ordre, de la justice, de la force vitale. Et bien que jamais représenté sous forme humaine, sa présence était ressentie avec intensité à chaque naissance, à chaque récolte, à chaque deuil.

Les rituels accomplis sur les montagnes sacrées, au sommet des ovoos – ces amas de pierres décorés de rubans bleus flottant au vent – étaient des actes de communion avec le Ciel. Là, le nomade offrait du koumis, le lait fermenté des juments, ou brûlait des branches de genévrier, invoquant la protection de Tengri. Il ne s'agissait pas de demander des faveurs à une divinité distante, mais de s'aligner sur une force cosmique qui habitait déjà son propre sang, son propre souffle, son propre destin.

Il n'y avait pas de péché dans le tengrisme. Il y avait déséquilibre. Il y avait rupture avec le cycle naturel des choses. Offenser Tengri, c'était blesser l'harmonie du monde : manquer de respect à la terre, tuer sans nécessité, agir avec déshonneur. Le châtiment n'était pas imposé par un jugement moral transcendantal, mais venait sous forme de récoltes manquées, de maladies, de tempêtes – signes sans équivoque que la connexion avec le Ciel avait été compromise.

Dans un monde où tant de religions rivalisent pour des vérités absolues, le tengrisme offre une autre voie : celle de l'écoute silencieuse, de l'humilité face au mystère, de la révérence à la vie dans sa forme la plus large. Il n'exige pas de conversion, ne promet pas de salut, ne sépare pas les fidèles des infidèles. Il invite à l'appartenance. À regarder le ciel et se reconnaître comme faisant partie de lui. À toucher la terre et se rappeler que nous en venons et que nous y retournerons.

Aujourd'hui, alors que le béton remplace les champs et que la lumière artificielle cache les étoiles, beaucoup tournent les yeux vers cet ancien chemin spirituel. Au milieu du bruit des idéologies, la sagesse silencieuse du Ciel Éternel se fait de nouveau entendre. Dans les vallées de l'Altaï, sur les plateaux de Mongolie, dans les steppes du Kazakhstan, renaissent les chants, les danses, les rituels oubliés. Des jeunes redécouvrent les noms des vents, la signification des oiseaux, les cartes célestes gravées dans l'âme de leurs ancêtres.

Pour certains, il s'agit de résistance culturelle. Pour d'autres, d'une réponse au vide spirituel de la modernité. Mais pour tous, il y a quelque chose de profondément réconfortant à savoir que le ciel ne nous a pas abandonnés. Que, même couverts par des satellites et des bruits électroniques, nous pouvons encore lever les yeux et y trouver la même immensité bleue que nos ancêtres vénéraient. Nous pouvons encore, avec humilité et gratitude, dire : « Tengri, Ciel Éternel, je te reconnais ».

Le retour au tengrisme n'est pas un retour au passé, mais un renouement avec l'origine. Ce n'est pas une régression, c'est une régénération. Car le ciel ne vieillit jamais. Il ne s'impose jamais. Il est simplement là. Présent. Observant. Gardant. Écoutant les prières murmurées dans le vent.

Et le vent parle encore. Pour qui sait écouter, il murmure des histoires anciennes et des promesses éternelles. Il souffle sur les os des vivants et chante sur les tombes des morts. Il porte l'esprit de Tengri, invisible, mais toujours présent, comme un voile qui couvre la Terre avec dignité, avec justice et avec espoir.

Ceux qui reprennent ce chemin ne sont pas seuls. Autour du monde, les cercles, les rites, les rencontres sous le ciel ouvert se multiplient. Et chaque fois que quelqu'un, dans n'importe quel coin de la planète, élève une pierre, allume un feu ou verse du lait sur la terre en révérence au Ciel, une ancienne flamme se rallume. Non une flamme de nostalgie, mais de veille. De présence. De lien vivant entre le visible et l'invisible. Car le ciel n'est jamais tombé. C'est nous qui avons oublié de le regarder. Et maintenant, en nous souvenant, en y revenant, nous redécouvrons non seulement une religion, mais une manière d'être au monde. Une manière de respirer, d'écouter, d'être.

Restaurer cette ancienne forme de spiritualité, ce n'est pas seulement sauver des coutumes ou répéter des cérémonies ancestrales, mais retrouver un axe intérieur, une boussole qui pointe au-delà du bruit quotidien. Le retour à Tengri est aussi un retour à l'écoute – écoute de la nature, du corps, des cycles, des pertes et des rencontres. Le chaman contemporain ne porte peut-être plus de peaux de loup ni ne marche entre des tentes enfumées, mais il porte en lui la même capacité à percevoir la délicate couture entre les mondes. Le sacré resurgit ainsi, non comme spectacle, mais comme présence vivante dans le geste simple, dans le silence partagé, dans la conscience que tout est lié.

Cette reconnexion n'exige pas que nous abandonnions nos villes ou nos technologies, mais que nous changions notre manière de nous positionner face à la vie. Le ciel, autrefois compagnon des nomades, peut être le même ciel contemplé depuis la fenêtre d'un gratte-ciel, pourvu que les yeux qui le voient soient ouverts à sa profondeur. L'esprit de Tengri n'exige pas la steppe, mais demande de l'espace à l'intérieur de l'âme. Et c'est peut-être là le véritable défi moderne : cultiver une intériorité vaste comme les champs de l'Altaï, apprendre à voir le divin dans les flux invisibles qui soutiennent notre existence, en sauvant la révérence qui précède toute parole. Car en des temps de hâte et d'oubli, se souvenir du Ciel Éternel, c'est se souvenir de soi-même – non comme individu séparé, mais comme partie d'un tout vibrant, ancien et toujours nouveau.

Le chemin qui s'ouvre devant ceux qui reconnaissent cette vérité n'est pas écrit dans la pierre ni dessiné sur des cartes. Il est tracé dans le vent, révélé dans le rythme des étoiles, soutenu par la mémoire vivante de ceux qui osent encore marcher les yeux tournés vers le haut.

Chapitre 2
Racines Anciennes

Bien avant qu'aucun mot ne soit écrit sur des parchemins ou qu'aucun dogme ne soit sculpté dans la pierre, les racines du tengrisme serpentaient déjà à travers les immensités sans fin des steppes eurasiennes. Ces racines ne se sont pas propagées par imposition ou conquête, mais ont fleuri naturellement, comme l'herbe sous la gelée printanière. Elles se sont entrelacées avec le mode de vie nomade, avec les rythmes de la terre, avec les vents qui traversaient les prairies, apportant les secrets d'époques oubliées.

Le tengrisme est né là où le ciel touche la terre sans intermédiaires, parmi des peuples qui vivaient non pas sous des toits de pierre, mais sous la coupole bleue du firmament éternel. Des peuples comme les Göktürks, les Xiongnu, les premiers Bulgares et les Mongols ont trouvé en Tengri non pas une autorité abstraite, mais un reflet direct de la réalité qui les enveloppait. Ils étaient enfants du ciel et de la steppe. Vivre, c'était se mouvoir en cercles – migrer avec les saisons, suivre les troupeaux, observer les étoiles. Dans cette danse cosmique, chaque geste était sacré. Et le tengrisme, plus qu'une religion au sens moderne, était le fil invisible qui cousait tous les aspects de l'existence. C'était une cosmovision, une éthique, une mémoire.

Les inscriptions de l'Orkhon, gravées dans les roches du VIIIe siècle, résonnent encore comme des tonnerres ancestraux sur les rives des fleuves mongols. Elles ne sont pas seulement des registres historiques ; ce sont des testaments spirituels. On y voit la conviction claire que le pouvoir politique des khagans turcs venait directement de Tengri. Le leadership n'était pas usurpation, mais mandat céleste. Celui qui s'écartait du chemin du ciel perdait son droit de gouverner, et le malheur ne tardait pas à s'abattre sur son peuple. Cette conception renforçait un pacte cosmique entre le souverain et le ciel – un contrat invisible, mais indiscutable.

Gengis Khan, le nom qui résonne encore comme le tonnerre dans les annales du temps, ne s'est jamais vu comme un simple conquérant. Il se disait fils du Ciel Bleu. Son ascension, ses victoires, sa mission dans le monde, tout était compris comme manifestation de la volonté de Tengri. Au sommet de la montagne Burkhan Khaldun, le jeune Temüdjin implora Tengri avec larmes et promesses. Là, entre les pierres et les cieux, fut scellée une alliance qui guiderait les pas de celui qui deviendrait l'unificateur des tribus et la terreur des empires.

Mais le tengrisme qui inspira Gengis Khan n'était pas un système fermé, ni une doctrine fossilisée. C'était un champ fertile, peuplé d'une myriade d'esprits de la nature, d'ancêtres vénérés et d'entités telluriques. C'était un polythéisme fluide, où chaque rivière avait un nom, chaque mont un gardien, chaque animal un esprit. Les chamans, tels des jardiniers de ce paysage invisible, maintenaient l'équilibre entre les mondes. Avec leurs tambours et leurs chants, ils traversaient les voiles de la réalité ordinaire pour dialoguer avec les forces qui façonnaient le destin de la tribu.

Cette spiritualité orale, transmise par les chanteurs, les conteurs et les anciens, a résisté au temps avec l'obstination des racines profondes. Même sans écritures formelles, elle est restée vivante – parce qu'elle était inscrite dans les pratiques quotidiennes, les rites saisonniers, les relations sociales. Chaque naissance était accompagnée de rituels de protection. Chaque mariage, de bénédictions du ciel. Chaque mort, de chants qui guidaient l'âme jusqu'aux domaines des ancêtres. Il n'y avait pas de séparation entre le sacré et le quotidien.

Et même lorsque des empires ont fleuri et sont tombés, même lorsque des religions organisées ont avancé avec missionnaires et armées, le tengrisme a persisté. Il s'est adapté, s'est caché, s'est transformé, mais n'a jamais disparu. Pendant les périodes d'influence islamique et bouddhiste, des éléments tengristes ont été incorporés aux nouveaux systèmes. Un sanctuaire pouvait devenir une mosquée ; un ovoo, une chapelle. Mais l'esprit qui murmurait entre les pierres et dans les chants des grands-mères restait le même.

Les recherches anthropologiques modernes révèlent la complexité et la profondeur de cette religion ancestrale. Elle ne peut être réduite à un simple animisme ou à un chamanisme générique. Elle est, à la fois, foi cosmique et écologie spirituelle. Un réseau de significations qui connecte humains, animaux, cieux et terres en une toile vivante. Ses mythes ne sont pas des fables enfantines, mais des cartes de compréhension de la réalité. Ses rituels, bien au-delà du symbolisme, sont des outils de rééquilibrage énergétique et de communion avec le tout.

Durant les temps de domination soviétique, lorsque les religions traditionnelles furent persécutées et la culture autochtone réprimée, le tengrisme survécut dans les chansons populaires, les proverbes, les coutumes paysannes. Le lait était encore versé au sol en offrande silencieuse. Le vent était encore salué avec révérence. Les noms anciens résonnaient encore dans les baptêmes secrets. La steppe, silencieuse et fière, gardait sa spiritualité comme on garde un feu sous les cendres.

Aujourd'hui, en reprenant contact avec ces racines, il ne s'agit pas d'un retour archéologique, mais d'une retrouvaille avec quelque chose qui n'a jamais cessé d'être présent. Le tengrisme refleurit non comme exotisme ou reconstruction folklorique, mais comme expression authentique d'une âme collective qui a résisté aux siècles. Il émerge avec la force d'une mémoire vivante, qui n'a pas besoin d'être réinventée, seulement rappelée.

Les racines anciennes du tengrisme se trouvent donc non seulement dans les steppes ou les ruines des inscriptions de l'Orkhon. Elles sont dans la langue parlée, dans les gestes répétés sans savoir pourquoi, dans les nostalgies inexplicables d'un temps où le ciel était le toit de tous et le vent était conseiller. Elles sont dans les yeux de ceux qui, devant l'immensité, comprennent qu'il y a quelque chose de plus grand qui observe, guide, attend.

À chaque pas fait sur ce sol sacré, à chaque respiration sous le ciel bleu profond, ces racines se renouvellent. Elles ne poussent pas vers le bas, mais vers l'intérieur. Elles ne soutiennent pas des arbres, mais des consciences. Et en des temps où tant de gens se demandent qui ils sont, d'où ils viennent et où ils vont, le tengrisme offre une réponse qui ne vient pas en phrases toutes faites, mais en présences silencieuses : vous faites partie du tout. Vous venez du ciel et de la terre. Et le chemin du retour est sous vos pieds, écrit dans le vent, tatoué sur les nuages.

Cette force souterraine, qui n'a jamais eu besoin de murs ni de hiérarchies pour exister, ressurgit aujourd'hui non comme résidu d'un passé lointain, mais comme phare pour un présent en quête de sens. Contrairement aux religions qui promettent des mondes futurs, le tengrisme parle d'un maintenant sacré – d'une éternité qui palpite dans l'instant, d'une harmonie qui n'a pas besoin d'être conquise, mais reconnue. Il n'impose pas de chemins, il allume seulement une perception : celle que l'être humain fait partie d'un courant ancestral qui chante dans chaque pierre, dans chaque animal, dans chaque souffle d'air.

Le retour à cette perception n'est pas l'abandon du monde moderne, mais sa réintégration avec l'invisible qui le soutient. Dans les communautés où ce savoir demeure vivant, même fragmenté, on peut percevoir un sentiment d'appartenance qui transcende le temps. Ce n'est pas seulement fierté ethnique ou quête d'identité ; c'est mémoire instinctive, comme si les âmes portaient dans leur silence la cadence d'anciens tambours. Les jeunes qui aujourd'hui écoutent les enseignements des plus âgés, qui retournent dans les vallées pour allumer des feux et célébrer les solstices, ne font pas que revivre des rituels – ils continuent une conversation commencée il y a des millénaires entre le ciel et la terre. Ils répondent à l'appel de quelque chose qui ne les a jamais quittés, qui attendait seulement d'être rappelé.

Et ainsi, au rythme lent de la mémoire éveillée, les racines s'affirment, non pour emprisonner, mais pour ancrer. Elles ne limitent pas, mais offrent une direction. Ce sont des racines qui nourrissent une manière d'être au monde où le sacré ne se trouve pas sur un autel lointain, mais dans le geste de celui qui respecte le cycle de la vie. En reprenant ce chemin ancestral, on ne revient pas seulement aux pratiques des anciens, mais à l'écoute profonde de ce qui vit encore en eux – et en nous. Car même sous la peau du présent, l'esprit des steppes chemine encore, chante encore, rêve encore.

Chapitre 3
Âme Nomade

L'âme des peuples nomades ne se laisse pas capturer par des mots simples. Elle ne se fixe pas dans des définitions ; elle s'échappe comme le vent par les interstices d'une tente, marche aux côtés du bétail à travers les steppes, dort sous le ciel étoilé et s'éveille au premier chant des oiseaux. Cette âme nomade est, avant tout, libre – et au cœur de cette liberté palpite une spiritualité sans murs, sans dogmes, sans frontières : le tengrisme.

Chez les Mongols et les Turcs d'Asie centrale, la religion n'était pas un compartiment isolé de la vie, comme un temple où l'on se rend à heures fixes. C'était un état constant de conscience. Tout était immergé dans le sacré : la nourriture récoltée avec effort, le feu qui réchauffait, le cheval qui conduisait, le silence de la plaine au crépuscule. Chaque élément du quotidien était une extension de l'âme, et l'âme était une partie indissociable du monde. Vivre signifiait coexister avec des forces plus grandes, mais sans jamais se soumettre aveuglément – c'était un dialogue avec la nature, avec les esprits, avec le ciel lui-même.

L'organisation tribale reflétait cette vision. Il n'y avait pas de hiérarchies ecclésiastiques, ni de castes spirituelles. Le chaman était un médiateur, non un dominateur. L'ancien était un sage, non un législateur. L'autorité ne naissait pas de l'imposition, mais de l'écoute, de l'expérience et du respect mutuel. Le concept d'hospitalité, par exemple, transcendait la simple courtoisie : recevoir quelqu'un chez soi, c'était reconnaître que tous appartiennent à la même famille spirituelle, tous sont enfants du Ciel et de la Terre, tous méritent abri, nourriture et paroles vraies.

Cette expérience religieuse s'incarnait dans les mouvements saisonniers. À chaque saison, une nouvelle configuration spirituelle apparaissait. En été, les champs verts étaient signe des bénédictions de Tengri ; en hiver, la neige tombait comme un voile protecteur sur les êtres vivants. Le pastoralisme, activité essentielle, n'était pas seulement un moyen de subsistance, mais aussi un rite. Choisir les lieux de campement impliquait l'observation du comportement des animaux, des formations nuageuses, des étoiles visibles. Le temps était circulaire – il n'y avait ni commencement ni fin, seulement un renouvellement éternel, en harmonie avec la roue du ciel.

Le ciel ouvert au-dessus des plaines imprimait chez les nomades un sens inné de la révérence. Il était impossible de regarder l'immensité sans sentir quelque chose résonner à l'intérieur de la poitrine – un appel, un souvenir, un sentiment d'appartenance plus grand. Ce ciel n'était pas un lieu distant, mais une présence. Tengri, le Ciel Bleu, était le gardien silencieux, le juge incorruptible, le père invisible qui observait sans punir, mais aussi sans être trompé. Chaque décision – une migration, un combat, une récolte – devait être en harmonie avec les présages du ciel, les conseils des esprits, la sagesse des chamans.

Ce n'est pas un hasard si chaque montagne, chaque lac, chaque volée d'oiseaux portait une signification spirituelle. Les rivières étaient les veines de la Mère Terre ; les vents, les murmures du Père Ciel. Abattre un animal exigeait un rituel de permission ; couper un arbre, une prière de remerciement. Le monde n'était pas une ressource, mais un parent. Et le respect n'était pas imposé – il était intuitif. Celui qui vivait dans la steppe savait que l'arrogance était punie non par des dieux colériques, mais par la nature elle-même : une tempête de neige hors saison, une sécheresse prolongée, un troupeau malade. L'équilibre était la seule loi, et le déséquilibre, la seule transgression.

Cette manière de vivre et de croire a créé un code moral silencieux, mais profondément efficace. Le courageux était respecté, mais l'arrogant était évité. Le généreux était honoré, mais l'avare était oublié. Celui qui prenait soin de la terre était admiré ; le destructeur, maudit. Cet ethos nomade ne s'enseignait pas avec des livres, mais par l'exemple. Les enfants apprenaient en observant : comment le père montait à cheval, comment la mère entretenait le feu, comment les plus âgés conversaient avec le vent.

À l'intérieur des tentes de feutre, appelées yourtes ou gers, le feu central représentait plus que la chaleur : c'était le cœur du foyer, la connexion avec les ancêtres, le point de liaison entre les mondes. Allumer le feu était un acte rituel. Parler fort devant lui était considéré comme un manque de respect. Verser de l'eau sur les flammes, une offense grave. Le feu était masculin et féminin, terrestre et céleste, purificateur et communicateur. Autour de lui, les familles se réunissaient pour partager histoires, guérisons, chansons – et ainsi, la spiritualité était transmise, comme une braise qui passe d'un bois à l'autre sans s'éteindre.

Cette fusion entre vie et croyance est peut-être le trait le plus marquant du tengrisme. Il ne s'agissait pas d'une religion qui demandait une foi aveugle, mais d'une expérience qui exigeait la présence. Le ciel était là, tous les jours, changeant de couleur, annonçant des changements, répondant sans mots. L'âme nomade savait écouter. Et parce qu'elle savait écouter, elle savait vivre.

Quand les chamans entraient en transe, dansant au son du tambour, ils ne s'isolaient pas dans des temples ; ils le faisaient devant le clan, sous le ciel ouvert, avec le vent comme témoin. La communauté suivait, non comme spectateurs, mais comme participants. Chaque battement du tambour était comme la pulsation de la terre, chaque chant, un fil lancé entre les mondes. Les présages reçus là guidaient des décisions qui pouvaient changer le destin de tous.

La mobilité constante des nomades ne les éloignait pas de la spiritualité – au contraire, c'était elle qui permettait à la foi de rester vivante et vibrante. Il n'y avait aucun moyen d'oublier le sacré quand on marchait dessus, quand on dormait enveloppé par lui, quand on dépendait de lui pour chaque nouveau jour. Le chemin était temple. L'horizon était autel. Et le voyage lui-même était prière.

Aujourd'hui, dans les villes construites sur les anciennes routes des caravanes, beaucoup ressentent une nostalgie indéfinie. C'est l'écho de l'âme nomade, vibrant encore sous l'asphalte, murmurant encore entre les poteaux et les antennes. Cette âme n'est pas morte. Elle s'est seulement tue. Mais il suffit de quelques jours au grand air, de quelques moments de silence face au ciel, et elle se réveille. Elle se souvient. Elle reconnaît. Et retrouve, au plus intime de l'être, la piste de retour vers le grand champ bleu où tout a commencé.

Ces retrouvailles n'exigent pas la reconstruction littérale d'un style de vie, mais invitent à un retour intérieur, à une écoute attentive de ce que la modernité a tenté de faire taire : l'instinct, la communion, l'humilité face à l'inconnu. Au milieu de l'agitation des jours pressés, l'âme nomade peut encore vivre – pas nécessairement en parcourant des steppes infinies, mais en sauvant la fluidité, la légèreté et l'attention qui guidaient les anciens. Il s'agit de se mouvoir avec sens, de ne pas se fixer sur des certitudes rigides, d'accepter le cycle comme maître et le ciel comme miroir. Il est possible d'être nomade sans quitter sa place, quand on porte en soi le respect des forces qui soutiennent le monde.

La sagesse de ces peuples demeure non comme une pièce de musée, mais comme une invitation toujours actuelle à vivre avec intégrité. Le feu peut être symbolique, mais sa chaleur est réelle : elle est dans l'écoute entre les générations, dans le partage sincère, dans le soin apporté à ce qui nourrit et réchauffe. Il y a, en chaque personne, la possibilité de rallumer ce centre invisible, de reconstruire le foyer où la spiritualité et le quotidien se touchent. Ce que les nomades ont enseigné par leurs pas, c'est que la foi ne se porte pas dans des livres, mais dans des gestes. Que la sacralité n'a pas besoin d'ornements, seulement de présence. Et c'est peut-être là le plus grand héritage de l'âme nomade : la certitude que le chemin importe plus que la destination. Que la vie n'a pas besoin d'être dominée, seulement comprise dans sa danse éternelle de changements et de permanences. Le ciel continue d'être là où il a toujours été, et le vent, aujourd'hui encore, chante des noms anciens aux oreilles attentives. Il nous appartient de décider si nous voulons simplement survivre entre des murs, ou vivre pleinement sous le même firmament qui a guidé les pas de ceux qui sont venus avant.

Chapitre 4
Dieu du Ciel

Tengri. Aucun autre nom prononcé parmi les peuples nomades d'Asie centrale n'évoquait un tel silence révérencieux. Et non parce qu'il y avait crainte, mais parce qu'il y avait reconnaissance. Tengri n'était pas un dieu lointain à craindre ; il n'était pas non plus une entité humanisée exigeant la servitude. Il était le Ciel lui-même – bleu, vaste, infini, serein. Un pouvoir qui s'imposait non par la force, mais par la présence.

Contrairement aux divinités sculptées dans les temples, Tengri n'a jamais été représenté par des mains humaines. Il ne tenait pas dans des formes, ne résidait pas dans des images, ne se laissait pas réduire à des symboles. Sa demeure était le firmament lui-même. Son autel, la voûte céleste. Son langage, le silence cosmique. Le mot « Tengri », dans les langues turco-mongoles, porte en lui une dualité : il désigne à la fois le ciel physique et la conscience suprême qui l'habite. Il n'y a pas de séparation entre matière et esprit. Le ciel bleu qui s'étend sur les steppes n'est pas seulement une couche atmosphérique – il est esprit, conscience, divinité. L'appeler « Père Ciel » n'est pas une métaphore ; c'est une constatation spirituelle.

Et sur ce Père ne se projettent ni les traumatismes ni les attentes humaines. Il ne punit pas avec colère, ne récompense pas par favoritisme. Il observe, maintient l'ordre, soutient le cycle éternel de la vie et de la mort. Kök Tengri – le « Ciel Bleu » – était considéré comme le plus élevé des pouvoirs. Mais même ce mot « pouvoir » doit être manié avec soin. Tengri ne dominait pas ; il imprégnait. Sa suprématie ne reposait pas sur la coercition, mais sur l'harmonie. L'ordre cosmique, appelé *törü* chez les anciens Turcs, était l'expression de l'équilibre voulu par Tengri. Rompre cet ordre – mentir, agir avec convoitise, manquer de respect à la nature – c'était aller contre le Ciel. Et il n'y avait pas besoin d'intermédiaires pour le savoir : il suffisait de regarder en soi, et de regarder en haut.

Dans les anciennes traditions impériales, les khagans recevaient leur autorité directement de Tengri. Le souverain idéal n'était pas le plus fort, ni le plus rusé – c'était celui qui reflétait le mieux la volonté du Ciel. Ce concept, profondément enraciné, faisait du pouvoir politique une extension de l'ordre spirituel. Le khagan n'était pas seulement un chef militaire ; il était le lien entre le peuple et le Ciel. Ses actes devaient être alignés sur la justice cosmique. S'il y avait sécheresse, peste ou défaite en guerre, on comprenait que le souverain avait perdu la faveur de Tengri. Il était donc temps de changer.

Cette légitimité céleste était confirmée par des rituels, des visions et des oracles. Le chaman, en transe, pouvait entendre l'appel du Ciel et identifier l'élu. Il n'était pas rare qu'un leader émerge des moins attendus –

non par hérédité, mais par mérite spirituel. Gengis Khan, par exemple, affirma avoir reçu son destin directement de Tengri. Sa victoire n'était pas seulement une conquête humaine, mais l'expression d'un dessein supérieur. Et cette croyance ne servait pas de propagande – elle était vécue comme une réalité. Lorsque les guerriers chevauchaient sous le ciel bleu, ils ne le faisaient pas seulement avec des armes ; ils emportaient avec eux la bénédiction invisible du Ciel Éternel.

Sous Tengri, existaient d'autres divinités et esprits. Mais aucun d'eux ne rivalisait avec sa suprématie. Ils étaient des manifestations mineures – parfois des forces de la nature, parfois des ancêtres divinisés, parfois des entités tutélaires. Mais toujours subordonnés au Ciel Bleu. La structure spirituelle du tengrisme, bien que flexible, reconnaissait une hiérarchie claire : Tengri au-dessus de tout, puis les puissances célestes, les esprits de la terre, et enfin, les êtres humains. Mais même les humains, avec toute leur fragilité, pouvaient accéder à la sagesse du Ciel – il suffisait d'être en harmonie avec lui.

Cette accessibilité rendait Tengri à la fois transcendant et intime. Il n'avait pas besoin d'églises, de dogmes, de prêtres. Il suffisait de lever les yeux. D'écouter le vent. De sentir la justice dans ses propres actions. Il était possible de parler à Tengri du haut d'une montagne ou devant un foyer domestique. Il était possible de demander protection en traversant une tempête ou de remercier pour un accouchement réussi. Tengri était toujours présent, mais jamais envahissant.

Le langage utilisé pour se référer à lui révèle beaucoup sur cette relation. "Möngke Tengri", le Ciel Éternel, était appelé pour témoigner des serments solennels. Quand quelqu'un mentait en son nom, on disait que le ciel lui-même se retournerait contre cette personne – et les vents, la sécheresse, la maladie, viendraient comme une rétribution impersonnelle. Non par vengeance, mais comme restauration de l'ordre. C'était l'expression de la justice naturelle, non de la colère d'un dieu blessé.

Les rituels dédiés à Tengri n'impliquaient ni dogmes ni liturgies fixes. C'étaient des actes de connexion. Sacrifier un cheval blanc – symbole de pureté et de noblesse – était l'une des formes les plus profondes de révérence. Ce sacrifice, cependant, n'était pas fait à la légère. Il requérait cérémonie, jeûne, pureté d'intention. Et même ainsi, ce n'était pas le sang en soi qui plaisait au Ciel, mais la sincérité du geste. À l'époque moderne, ces rituels ont été remplacés par des offrandes symboliques – lait, koumis, tabac, pierres bleues. L'essence demeure : reconnaître le don de la vie, rendre une partie à l'univers, maintenir le flux.

L'absence de forme physique attribuée à Tengri n'a jamais été signe de limitation, mais de transcendance. Il était toutes les formes et aucune. Il était le mouvement des planètes, le silence de la nuit, la ligne d'horizon. Le comparer au concept chinois de Tian est valable jusqu'à un certain point – tous deux représentent le Ciel comme principe organisateur – mais Tengri porte une qualité unique : il est à la fois destin et chemin. Non une entité qui juge après la mort, mais une présence qui oriente à chaque instant de la vie.

La spiritualité centrée sur Tengri ne crée pas de séparations entre ciel et terre, entre sacré et profane. Elle enseigne que tout est manifestation du même principe. Que chaque geste compte. Que chaque parole dite sous le ciel est entendue. Que chaque action porte des conséquences cosmiques. Ainsi, vivre en harmonie avec Tengri est plus qu'une croyance – c'est une éthique. Une manière d'être au monde avec respect, avec dignité, avec conscience.

De nos jours, où l'on cherche souvent le divin dans des mots recherchés ou des institutions compliquées, l'appel de Tengri résonne avec une simplicité tranchante. Regarde le ciel. Respire profondément. Agis avec vérité. Remercie. Protège. La sagesse du Ciel Éternel n'a pas besoin d'être déchiffrée – elle a besoin d'être vécue.

Cette expérience, ancrée dans la simplicité et l'intégrité, invite non à la contemplation passive, mais à un engagement profond avec la vie telle qu'elle est. Tengri n'exige pas le renoncement, mais la présence. Il ne demande pas une foi aveugle, mais la cohérence entre ce que l'on pense, ce que l'on ressent et ce que l'on fait. Dans un monde saturé d'images, de discours et de promesses, sa force réside justement dans le fait de ne pas être visible – mais sensible. Il n'apparaît pas, mais se révèle. Et il se révèle dans des gestes minimes : dans la manière dont nous traitons les animaux, dont nous foulons la terre, dont nous regardons les autres dans les yeux. Chaque instant peut être un autel, s'il est habité avec conscience.

Le retour à cette spiritualité du Ciel ne signifie pas refuser les conquêtes du présent, mais réenchanter le regard. Il est possible de vivre parmi les machines et les mémoires, entre technologie et tradition, et de maintenir néanmoins vivante l'écoute de l'invisible. Tengri n'a pas disparu avec l'avancée des villes – il s'est seulement tu face au bruit. Mais il suffit d'un moment de silence véritable pour qu'il se fasse à nouveau sentir. Et quand cela se produit, ce n'est pas une révélation fracassante, mais un apaisement intérieur. Comme si quelque chose à l'intérieur de la poitrine, longtemps désaligné, trouvait enfin son axe. Sa direction. Car le Ciel continue d'être là où il a toujours été – vaste, bleu, infini. Et son message demeure clair, même si beaucoup ont oublié comment l'entendre.

Vivre sous Tengri, c'est se rappeler que chaque vie fait partie d'un ordre plus grand. C'est assumer la responsabilité sacrée de chaque choix, chaque parole, chaque silence. Et en faisant cela, on ne fait pas que révérer un dieu ancestral, on se rapproche d'une vérité essentielle : celle que nous sommes, tous, enfants du Ciel et de la Terre – et que marcher entre les deux, avec dignité, est tout ce que le Ciel attend de nous.

Chapitre 5
Mère Terre

Si le ciel est le père éternel qui observe en silence d'en haut, la terre est la mère vivante qui accueille avec des bras fertiles chaque pas, chaque graine, chaque soupir. Au cœur de la spiritualité tengriste, cette dualité n'est pas opposition – elle est union. L'être humain ne naît pas du hasard ou de processus impersonnels : il jaillit de l'union sacrée entre le Ciel Bleu et la Terre Noire. Un mariage cosmique qui non seulement donne naissance à la vie, mais soutient l'équilibre de tout ce qui existe.

Etugen, la Mère Terre, est la déesse dont la présence palpite dans chaque colline, chaque forêt, chaque fosse où reposent les morts et où germent les grains. Elle n'est pas vue comme une figure distante ou abstraite. Elle est vivante, tangible, présente. Son ventre est le sol, son souffle les vents doux, son sang les rivières. Pour les peuples nomades d'Asie centrale, honorer Etugen était aussi essentiel que révérer Tengri. Si le ciel était invoqué les yeux levés, la terre était révérée pieds nus et les mains plongées dans la boue.

La tradition turco-mongole conserve une autre figure féminine d'une immense puissance : Umay, la protectrice de l'enfance et de la fertilité. Tandis qu'Etugen représente l'utérus cosmique, Umay veille sur les nouveau-nés et prend soin des accouchements. Elle est invoquée par les mères, célébrée dans des chants doux, reconnue dans la chaleur du foyer et la sécurité du giron maternel. Son nom résonne dans les amulettes, les broderies et les bénédictions transmises de génération en génération. Chez les chamans, elle est vue comme un esprit guide qui protège les enfants jusqu'à ce qu'ils grandissent et puissent se connecter par eux-mêmes au Ciel et à la Terre.

Ces figures féminines ne sont pas des appendices secondaires d'un panthéon dominé par le masculin. Elles sont centrales, vitales, indispensables. Dans le tengrisme, la complémentarité entre masculin et féminin n'est pas une construction théorique – c'est une réalité vivante. Ciel et Terre ne rivalisent pas, ils coexistent. Père Ciel fournit l'esprit, Mère Terre donne le corps. La vie naît de la jonction des deux. Et c'est pourquoi le respect de la terre n'est pas seulement une question d'écologie – c'est une révérence filiale, une reconnaissance que nous foulons la chair même de la déesse qui nous a engendrés.

Aux temps des semailles, les nomades chantaient des hymnes de gratitude à la Terre. Quand un pâturage donnait des fruits au-delà de l'attendu, on considérait qu'Etugen était satisfaite. Mais s'il y avait sécheresse, si la terre séchait, on comprenait que quelque chose avait été rompu : peut-être un esprit local avait-il été offensé, peut-être une offrande avait-elle été oubliée. Corriger cela était plus qu'un rite – c'était un devoir moral. On versait du lait frais sur la terre. On enterrait des grains dorés en offrande. On allumait de l'encens de genévrier dans les champs. Chaque geste portait une intention : demander pardon, renouveler le lien, restaurer l'harmonie.

Pour le nomade, la terre n'était pas une propriété. C'était une parente. Plus que cela : c'était une mère. Et avec une mère, on ne négocie pas, on n'exploite pas, on ne domine pas. Avec une mère, on cohabite. On partage. On prend soin. Cette vision imprègne tout le mode de vie nomade : on ne construit pas de villes, car planter des fondations, c'est comme enfoncer des pieux dans le corps de la mère. On se déplace de saison en saison, permettant aux champs de respirer, à la nature de se reconstituer. Cette mobilité n'est pas seulement pragmatique – elle est spirituelle. C'est la manière de ne pas surcharger la mère avec les exigences humaines.

Les montagnes, en particulier, étaient vues comme les seins de la Mère Terre. D'elles jaillissaient des eaux pures, la vie, le refuge. Les clans choisissaient fréquemment une montagne tutélaire – non seulement comme point d'orientation, mais comme entité vivante qui protégeait et inspirait. Gravir la montagne à certains moments de l'année était un pèlerinage. En atteignant le sommet, les dévots laissaient des offrandes, chantaient, conversaient avec les esprits locaux. Il ne s'agissait pas de superstition, mais d'une expérience de connexion directe. On sentait la pulsation de la Terre. On entendait sa voix, même en silence.

Lors des rituels de mariage, les chamans appelaient fréquemment le Ciel et la Terre comme témoins. L'union de deux personnes était le miroir de l'union cosmique qui a donné naissance au monde. Le foyer construit à partir de ce mariage était vu comme un microcosme de l'ordre universel. Le feu allumé dans la tente était le cœur de la Terre nourri par le souffle du Ciel. Et c'est pourquoi tout acte de manque de respect à l'intérieur de la maison – violence, mensonge, égoïsme – était interprété comme une rupture de l'harmonie cosmique. On était puni non par des châtiments externes, mais par un désordre interne : infertilité, maladie, malheur.

La perception sacrée de la terre imposait également des limites claires à l'action humaine. Chasser seulement le nécessaire. Ne jamais tuer de femelles pleines. Cueillir les plantes avec soin, en remerciant l'esprit de la plante. Ne pas polluer les rivières, ni verser de sang dans des lieux sacrés. Chaque action avait du poids. Chaque geste pouvait renforcer ou affaiblir la relation avec la Mère. C'est pourquoi, parmi les peuples les plus anciens, il y avait des histoires qui enseignaient ces valeurs à travers des mythes : le chasseur qui tua en excès et fut dévoré par les loups, l'homme qui offensa la montagne et perdit ses enfants, la femme qui n'honora pas Umay et eut ses rêves volés. Dans le monde contemporain, ces récits peuvent paraître symboliques, mais pour les nomades, ils étaient vécus littéralement. La Terre était vivante. Elle avait des humeurs, des cycles, une justice. Quand elle était heureuse, elle offrait tout. Quand elle était offensée, elle retirait sa subsistance. Et ce n'était pas une punition – c'était juste une réponse.

Cette vision a produit des sociétés hautement durables. Ils vivaient avec peu, mais vivaient avec une abondance intérieure. Ils savaient quoi cueillir, quoi laisser. Ils respectaient les signes, ne forçaient pas les temps. Y avait-il la faim ? On apprenait à attendre. Y avait-il le froid ? On remerciait pour l'abri de la mère. Chaque défi naturel était une leçon, non une guerre. Parce que guerroyer contre la terre, c'est guerroyer contre soi-même. Et le tengrisme l'a toujours su.

Au présent, cette sagesse ancestrale commence à se réveiller à nouveau. Quand le sol appelle au secours, quand l'eau se raréfie, quand les villes étouffent dans le béton, les héritiers de la Mère Terre se souviennent qu'il existe un chemin ancien, éprouvé, efficace : le chemin de la révérence. Non de l'exploitation. Non de la consommation. Mais du soin affectueux, du respect profond, de la gratitude silencieuse. Sauver Etugen, ce n'est pas retourner au passé, mais récupérer le lien perdu entre humanité et nature. C'est reconnaître que nous ne sommes propriétaires de rien, juste des passagers dans le ventre généreux d'une déesse qui, même blessée, attend encore la réconciliation. La Mère Terre respire encore sous nos pieds. Chante encore à travers les vents. Pleure encore pour les forêts brûlées. Mais sourit aussi quand nous la traitons avec affection.

En temps d'urgence écologique et d'aliénation croissante, la spiritualité incarnée dans la figure d'Etugen offre plus qu'une alternative religieuse : elle offre un paradigme. Une manière de voir et de vivre qui replace l'humain dans sa dimension réelle — non comme centre du monde, mais comme partie d'un réseau vivant, ancestral et sacré. Ce paradigme ne s'impose pas par des dogmes, mais fleurit à partir de la reconnaissance que la vie, sous toutes ses formes, est l'expression de la même mère. La révérence à la Terre n'est pas un idéal abstrait : c'est une pratique quotidienne, une manière d'agir qui commence dans les petits gestes et s'étend jusqu'aux grands choix.

Tourner les yeux vers la Mère Terre, c'est donc réapprendre à écouter. Écouter les signes du corps, les rythmes des saisons, le silence des montagnes. C'est percevoir que marcher sur le sol n'est pas un acte banal, mais une retrouvaille avec un ventre ancien qui palpite encore sous nos pieds. Il est possible de vivre dans les villes et d'honorer encore Etugen — il suffit de cultiver le respect, l'écoute et le soin. Il ne s'agit pas de nostalgie, mais de reconnexion. Car ce qui a été vécu avec sagesse par les peuples nomades n'appartient pas seulement au passé : il appartient à toute époque où l'être humain désire vivre en harmonie avec ce qui le soutient. La Mère Terre n'exige pas de louanges, mais de la conscience. Son appel est simple, son langage clair : prendre soin pour continuer. Écouter pour demeurer. Remercier pour appartenir. Quand nous comprenons cela, la spiritualité cesse d'être une quête de réponses et devient une pratique de présence. Etugen nous enseigne que le sol que nous foulons est aussi le sol que nous serons, et que le respect de la Terre est, en dernière instance, respect de notre propre origine. Parce que vivre avec elle, et non contre elle, est le premier pas de tout chemin qui prétend mener, réellement, à la sagesse.

Chapitre 6
Esprits de la Nature

Le paysage qui s'étend sans fin sous le ciel bleu n'est pas silencieux. Même si aux oreilles modernes il semble vide, il est rempli de voix. Des voix qui ne parlent pas en langues humaines, mais en brises, mouvements, présences. Au cœur du tengrisme, cette compréhension est vivante : le monde naturel n'est pas seulement un décor. Il est habité, conscient, plein d'intentions. Chaque pierre, chaque rivière, chaque arbre abrite un esprit. Ces esprits de la nature, appelés *iye*, ne sont pas des concepts symboliques ni des êtres folkloriques – ce sont des entités réelles, sensibles, dotées d'une volonté propre, avec lesquelles l'être humain doit cohabiter respectueusement.

Pour les peuples turcs et mongols, la nature était un grand corps vivant. Chaque élément – eau, feu, terre, air – était animé par une force invisible. Les *iye* étaient les gardiens de ces éléments. Un lac n'était pas seulement un miroir d'eau : c'était la demeure d'une conscience. Une montagne n'était pas seulement une élévation géographique : c'était le trône d'un esprit ancestral. Et tout comme on doit le respect à un ancien ou à un hôte, on doit aussi le respect à ces êtres invisibles. Car, bien qu'ils ne se laissent pas voir, ils observent. Et répondent.

Chaque tribu nomade connaissait les *iye* de sa région. Il y avait des rivières qu'on ne pouvait traverser sans prière. Des arbres qu'on ne pouvait couper sans offrande. Des rochers qu'on ne pouvait déplacer sans permission. Parfois, une source était appelée « grand-mère du clan ». Parfois, une pierre solitaire au milieu de la steppe était considérée comme une sentinelle spirituelle. Ces lieux devenaient des points de rencontre entre le visible et l'invisible. C'étaient des autels sans murs, des temples sans portes.

Les chamans connaissaient les noms de ces esprits. Ils savaient les invoquer, les calmer, leur offrir ce qu'ils aimaient : lait, graisse, tabac, chants, silence. Quand un clan arrivait sur un nouveau pâturage, il était du devoir du chaman de se présenter aux *iye* du lieu, de déclarer des intentions pacifiques, de demander la permission. Et quand quelque chose allait mal – une maladie soudaine, un accident étrange, un pressentiment inquiétant – on disait qu'un esprit local avait été offensé. Le remède n'était pas seulement physique : il fallait restaurer le lien.

Ces rites n'obéissaient pas à des formules universelles. Ils étaient intimes, locaux, transmis par lignée orale. Certains esprits exigeaient un silence absolu. D'autres aimaient la musique. Certains se révélaient en rêves. D'autres par le comportement des animaux. Un loup qui hurle différemment. Un oiseau qui vole contre le vent. Un chien qui refuse d'entrer dans une certaine zone. Tout cela était lu comme un message. Car les *iye* ne parlent pas par la voix, mais par signes.

Parmi les créatures vivantes, certains animaux étaient considérés comme des manifestations spéciales de ces esprits. Le loup, par exemple, était vu comme un guide ancestral. Le cheval, comme un messager entre les mondes. L'aigle, comme l'œil de Tengri. Il y avait des clans entiers qui adoptaient un animal comme totem spirituel – non par idolâtrie, mais par affinité spirituelle. On croyait que les esprits des animaux totémiques protégeaient leurs descendants humains, les guidaient dans les batailles, apparaissaient en rêves pour avertir ou conseiller. Et ce n'était pas une allégorie : c'était vécu comme une réalité.

Abattre un animal, par conséquent, n'était pas une action banale. Il fallait accomplir un rituel de remerciement. Demander pardon à l'esprit de l'animal, promettre que rien ne serait gaspillé, chanter un chant d'honneur. Il était courant que le chasseur place une poignée d'herbe dans la bouche de l'animal mort – comme nourriture pour son âme lors de son voyage spirituel. Les os étaient traités avec respect, souvent rendus à la terre ou gardés dans des lieux sacrés. Parce que l'animal mort n'était pas une « chose » ; c'était un être. Et l'esprit était encore attentif.

De même, les arbres anciens étaient traités comme des sages silencieux. Abattre un arbre sans raison était une transgression grave. Planter un arbre, un acte méritoire. Chez les Mongols et les Bouriates, certaines forêts étaient appelées « bosquets de l'âme » – des lieux où les présences étaient si denses que le simple fait d'y entrer exigeait la révérence. Personne ne criait. Personne ne chassait. On marchait simplement en silence, se sentant observé, et qui sait, béni.

Les tempêtes, les tremblements de terre, les gelées – rien de tout cela n'était attribué au hasard. C'étaient des manifestations des *iye* irrités ou agités. Quand les éclairs fendaient le ciel en zigzags menaçants, on disait que les esprits étaient en conflit. Quand le vent soufflait à contre-saison, c'était parce que quelque chose devait être corrigé dans le comportement des hommes. Le chaman était appelé. Les offrandes étaient faites. Le clan se recueillait en prière. Et l'ordre, presque toujours, était restauré.

La relation avec les esprits de la nature façonnait également la morale. Polluer une rivière était une offense non seulement environnementale, mais spirituelle. Crier près d'une source était vu comme un manque de respect. Uriner ou cracher dans des lieux sacrés, une profanation. Même l'acte de déféquer exigeait de choisir un endroit éloigné, avec respect pour l'esprit de la terre. Et, lors des cérémonies plus importantes, les aliments offerts étaient préparés avec un soin extrême, car ils nourrissaient non seulement les vivants, mais aussi les invisibles.

Dans les récits anciens, il y a des histoires d'*iye* qui ont sauvé des tribus entières – alertant sur des dangers, offrant refuge dans des grottes, enseignant des chemins sûrs pendant les migrations. Il y a aussi des récits d'*iye* qui ont puni sans pitié les arrogants – asséchant des sources, tuant du bétail, menant à la folie. Mais dans tous les cas, le fil conducteur est clair : le respect apporte des bénédictions, le manque de respect apporte le malheur. Les esprits ne sont ni bons ni mauvais – ils sont justes. Et attentifs.

Aujourd'hui, au milieu du béton et du bruit, beaucoup ont perdu cette sensibilité. La nature a été réduite à une ressource, les animaux à des produits, les forêts à des statistiques. Mais dans certains cœurs, la mémoire resurgit. Quelqu'un qui ressent un frisson en entrant dans un bois. Quelqu'un qui rêve à plusieurs reprises du même animal. Quelqu'un qui, sans savoir pourquoi, décide de planter un arbre et de chanter pour lui. Dans ces petites reconnexions, l'appel des *iye* vit encore.

Le tengrisme, avec sa sagesse ancestrale, offre un chemin de retrouvailles. Il n'exige pas une croyance aveugle, mais une ouverture de la perception. Il invite à écouter la terre, à observer le ciel, à dialoguer avec le vent. Il enseigne que nous ne sommes pas seuls, ni que le monde nous sert. Nous sommes entrelacés dans un réseau invisible, où chaque esprit a sa place, sa fonction, sa voix.

La coexistence avec les esprits de la nature, telle que proposée par le tengrisme, ne se limite pas au plan de l'adoration ou de la prudence. Elle façonne une éthique qui transcende la morale conventionnelle, car elle présuppose une écoute active du monde environnant, une attention pleine aux signes subtils qui imprègnent le quotidien. Le geste d'offrir du lait à la terre ou le silence respectueux devant un arbre centenaire ne sont pas des pratiques obsolètes ou folkloriques : ce sont des expressions d'une sensibilité qui reconnaît le sacré en tout ce qui existe. Dans cette cosmovision, la spiritualité n'est pas un domaine séparé de la vie, mais son tissu même, entremêlant l'humain au non-humain dans des liens de réciprocité.

    Cette manière de voir transforme l'idée même d'existence. Il ne s'agit pas seulement de vivre *dans* le monde, mais de vivre *avec* le monde. Les frontières entre le visible et l'invisible deviennent poreuses, et la réalité gagne en densité symbolique. Un animal qui croise le chemin, une pierre qui attire l'attention, le souffle soudain d'un vent – tout peut porter un message, tout peut être véhicule de présence. La vie, alors, est un dialogue constant avec les esprits, et l'attention devient une forme de prière.

    C'est dans ce champ fertile de l'écoute et de la révérence que germe une spiritualité qui ne sépare pas, mais unit ; qui n'impose pas, mais invite. Ainsi, l'appel des *iye* résonne encore, même aux temps de l'acier et du verre. Ils persistent dans les rêves qui nous inquiètent, dans les paysages qui nous émeuvent sans raison apparente, dans les petits gestes qui portent une intuition ancienne. Se reconnecter avec ces esprits n'exige pas un retour au passé, mais un retour au sensible – un réapprentissage à être au monde avec humilité et présence. Car pour qui écoute avec le cœur ouvert, la nature n'a jamais cessé de parler.

Chapitre 7
Culte Ancestral

Chez les nomades de la steppe, la mort n'a jamais été absence. Elle ne mettait pas fin à un cycle ; elle le transformait. Le souffle qui quittait le corps ne se dissolvait pas dans le néant, mais restait vivant, sensible, attentif. Les morts n'allaient pas dans un au-delà lointain, mais dans une demeure parallèle – invisible, mais accessible. Et les vivants, dans leur sagesse millénaire, savaient qu'ignorer les morts serait rompre la ligne qui soutenait la continuité du monde. Au cœur du tengrisme, honorer les ancêtres n'était pas un geste de nostalgie. C'était un pacte de loyauté. C'était maintenir intact le lien entre ce qui fut, ce qui est et ce qui adviendra.

On appelait *aruğ* l'esprit des grands chefs, guerriers et chamans qui, après la mort, ne s'éteignaient pas, mais accédaient à une position de protection spirituelle sur leur clan. Ces esprits-seigneurs devenaient des conseillers silencieux, des gardiens invisibles. Avant les batailles, les migrations ou les décisions importantes, les nomades les invoquaient, cherchant signes et bénédictions. Ils étaient comme des racines profondes qui soutenaient l'arbre de la communauté – non vues, mais essentielles.

En dessous des *aruğ*, se trouvaient les protecteurs spirituels plus proches, souvent d'anciens chamans ou des sages femmes du clan qui avaient maîtrisé les arts de l'esprit de leur vivant et, pour cela, continuaient à intercéder après la mort. Chez les Mongols, on les appelait *ongod*. Ces êtres étaient appelés lors de rituels spécifiques, et se manifestaient souvent à travers le corps des chamans vivants, leur prêtant force, voix et vision. Le chaman ne représentait pas seulement l'ancêtre – il était temporairement possédé par lui. Cette fusion temporaire n'était pas vue avec peur, mais avec révérence. La communauté se réunissait autour du tambour, du feu, de la fumée de genévrier, et là, dans la danse du chaman, reconnaissait le mouvement de l'ancestralité.

Et plus bas, mais non moins importants, se trouvaient les ancêtres communs : pères, grands-pères, arrière-grands-pères – ceux dont le souvenir était vivant au sein de la famille, même si leurs actions n'avaient pas résonné dans des faits épiques. Ces ancêtres formaient un réseau intime de protection. Leurs esprits se liaient à des lieux spécifiques : une colline où ils avaient l'habitude de camper, une rivière où ils pêchaient, un arbre où ils se reposaient. Ces lieux devenaient sacrés. Et chaque fois qu'une famille passait par là, elle laissait des offrandes, allumait une flamme, disait des mots de gratitude. Non pour maintenir une coutume, mais pour maintenir une conversation.

Car le culte ancestral dans le tengrisme est exactement cela : un dialogue. Les morts écoutent, répondent, enseignent. Il n'y a pas de séparation rigide entre vivants et morts – il y a passage. Une naissance pouvait être interprétée comme le retour d'une âme familière. Un rêve vif pouvait contenir l'avertissement d'un arrière-grand-père. Un enfant qui, sans jamais l'avoir appris, prononçait des mots anciens était considéré comme touché par la mémoire de ceux qui étaient venus avant. L'ancestralité n'était pas statique – elle était active, enchevêtrée dans le présent.

Il y avait, dans chaque foyer, de petits autels domestiques. Ils n'étaient pas exubérants – une pierre spéciale, un bol de lait, un fragment d'os. Le soir, surtout lors des périodes saisonnières, la famille se réunissait pour nourrir le feu et murmurer des noms. Cette nomination était un rite puissant. On disait que l'esprit ne vit que tant qu'il est rappelé par son nom. C'est pourquoi les noms ancestraux étaient transmis : un fils pouvait s'appeler comme son grand-père. Non par hasard, mais par renouvellement. Parce que le nom porte énergie, destin, présence.

Le feu était le lien principal. Le foyer allumé au centre de la tente était plus qu'un chauffage : c'était l'axe spirituel de la lignée. On ne le laissait jamais s'éteindre sans raison. On ne crachait jamais ni ne pointait vers lui. En l'allumant, on faisait une prière. En le nourrissant de graisse ou de bouse séchée, on remerciait. C'est devant la flamme qu'on appelait les morts. Et il n'était pas rare que le chaman, en état altéré, dise : « Il est ici », se référant à un ancêtre cher. À ce moment-là, le temps s'arrêtait. Le passé descendait. Le présent s'ouvrait. L'éternité se manifestait dans la chaleur de la flamme.

Même les grands conquérants – comme Gengis Khan – furent incorporés à ce réseau spirituel. Après sa mort, le khagan des khagans ne devint pas seulement une figure historique. Il devint *ongod*. Protecteur du peuple mongol, esprit tutélaire de clans entiers. Des rituels étaient accomplis en sa mémoire non comme cérémonie officielle, mais comme acte de dévotion spirituelle. On dit que, certaines nuits de nouvelle lune, on peut encore entendre les tambours à Burkhan Khaldun – comme si les pas de Temüdjin résonnaient encore, cherchant à rappeler aux vivants leur origine céleste.

La transmission de cette dévotion était orale, mais chargée de poids. Un père racontait à son fils comment son grand-père avait chassé l'ours sacré. Une grand-mère enseignait à sa petite-fille les mots justes pour saluer l'esprit de l'arrière-grand-père quand elle allumerait l'encens. Chaque génération était dépositaire d'une mémoire vivante. Ne pas mémoriser, c'était rompre. Oublier, c'était trahison. C'est pourquoi les plus âgés étaient écoutés avec patience. Parce que d'eux venait le pont.

Ce culte imposait aussi une conduite. Il ne suffisait pas de prier. Il fallait vivre de manière à honorer les ancêtres. Un acte honteux entachait toute la lignée. Un geste noble élevait tous. Les morts étaient des juges silencieux – non vengeurs, mais exigeants. Ils attendaient droiture, courage, générosité. Ils attendaient que les vivants prennent soin de la terre, des animaux, des pactes tribaux. Qu'ils ne mentent pas en vain. Qu'ils ne déshonorent pas le nom hérité.

Lors des fêtes saisonnières, comme le solstice d'été, il y avait des offrandes publiques aux ancêtres. Des groupes entiers se réunissaient, vêtus de costumes cérémoniels, apportant nourriture, lait, vodka. On dansait, on chantait, on pleurait. Mais, par-dessus tout, on écoutait. Le tambour du chaman était le battement du cœur collectif. La fumée qui montait était le fil du retour. Et là, même parmi les plus jeunes, germait le sens profond d'appartenance.

Aujourd'hui, dans les villes modernes, le culte ancestral n'a pas disparu – il s'est seulement caché. Il peut se trouver dans la photo de la grand-mère sur l'étagère. Dans le plat préparé exactement comme l'arrière-grand-père l'aimait. Dans le rêve récurrent d'une tante décédée. Dans le pressentiment qu'il faut faire quelque chose « en l'honneur » de quelqu'un qui est parti. Ce sont là des graines de l'ancienne pratique – encore latentes, encore fécondes.

La renaissance contemporaine du tengrisme a sauvé cette dimension avec force. Dans des villages de Sibérie, dans des communautés de Mongolie, dans les plaines du Kazakhstan, des familles rallument des foyers cérémoniels. Elles retournent aux tombes anciennes. Elles reconstruisent des autels. Elles enregistrent des généalogies. Parce qu'elles savent que sans racine, il n'y a pas d'arbre. Et sans ancestralité, il n'y a pas d'identité.

Honorer les ancêtres, c'est reconnaître que le moi n'est qu'un maillon. Que chacun de nos gestes porte le poids et l'espoir de ceux qui sont venus avant. Que nos victoires sont des conquêtes collectives. Et nos échecs, des blessures qui résonnent. Mais, surtout, c'est savoir que nous ne sommes jamais seuls. À chaque pas, des milliers d'esprits marchent avec nous. Silencieux, oui. Invisibles, peut-être. Mais vivants – aussi vivants que le vent qui meut les tentes et les âmes de la steppe.

En comprenant le culte ancestral sous le regard du tengrisme, il devient évident qu'il ne se limite pas à un système de croyances : c'est une manière de vivre le temps, une architecture spirituelle de l'appartenance. La continuité entre vivants et morts n'est pas une métaphore poétique, mais un pilier structurel de l'existence. Le passé ne repose pas derrière – il palpite à l'intérieur, se manifeste dans les décisions, les affects, les gestes. L'ancestralité, dans ce contexte, n'exige pas seulement une révérence cérémonielle, mais une présence éthique : une écoute active de la mémoire et une responsabilité réelle envers ce que nous en héritons.

La force de ce lien se révèle principalement aux carrefours de la vie. Quand il y a doute, peur ou changement, le lien avec les ancêtres devient une boussole. Non par superstition, mais parce que là réside un savoir accumulé, une sagesse qui dépasse l'individu et s'ancre dans l'expérience collective. Invoquer un grand-père chasseur avant une traversée, répéter la chanson d'une grand-mère en des temps difficiles, reconnaître les erreurs d'un ancêtre comme leçons pour ne pas répéter – tout cela est une mise à jour vivante de la lignée. Et dans ce geste de retour et d'écoute, se forme la notion d'identité non comme quelque chose d'inventé, mais de rappelé.

Ce souvenir est, en fin de compte, une forme d'amour. Aimer ceux qui sont venus avant, c'est accepter que nous faisons partie d'un courant qui n'a pas commencé avec nous et ne se terminera pas en nous. C'est porter les noms avec dignité, allumer les flammes avec soin, marcher avec droiture parce qu'il y a des yeux anciens qui nous observent, non pour nous juger, mais pour nous soutenir. Ainsi, le culte ancestral n'est pas une nostalgie ritualisée – c'est une confiance profonde : celle que nous ne marchons pas seuls, mais en compagnie d'une multitude invisible qui, à chaque souffle de vent et chaque craquement de braise, murmure que nous suivons le bon chemin.

Chapitre 8
Trois Mondes

L'âme nomade ne cheminait pas seulement sur les steppes visibles. Ses pas résonnaient dans de multiples couches de la réalité. Au cœur du tengrisme, l'existence est conçue comme un grand arbre vivant, dont les racines plongent dans le monde souterrain, le tronc soutient la vie terrestre et les branches s'ouvrent vers le ciel infini. Cette structure n'est pas une allégorie : c'est une perception spirituelle. Les anciens nomades d'Asie centrale ne voyaient pas la réalité comme quelque chose de plat, unique, mais comme un cosmos tripartite, où chaque monde possède ses habitants, ses lois et sa sacralité.

Ces trois mondes – supérieur, médian et inférieur – ne sont pas séparés par la distance, mais par la vibration, par le niveau de conscience, par la fonction dans l'équilibre du tout. Le monde du milieu, où vivent les humains, n'est que la bande visible de ce grand arbre cosmique. Au-dessus, s'étend le monde céleste, domaine de Tengri et des forces élevées. En dessous, repose le monde inférieur, où habitent les esprits sombres, les âmes errantes et les énergies de transformation. L'être humain, en naissant dans le monde du milieu, se trouve exactement entre ces deux forces : une tension verticale qui le pousse autant à l'élévation qu'à la chute, à la lumière et à l'ombre, au ciel et à la terre.

Dans l'imagination spirituelle des peuples turcs et mongols, cette cosmologie prenait une forme concrète. On imaginait un Arbre du Monde s'élevant au centre de l'univers. Cet arbre n'était pas un symbole abstrait, mais une présence vivante. Ses racines traversaient les entrailles du monde souterrain, sa sève coulait à travers la réalité visible, et sa cime atteignait les étoiles. Il était appelé par divers noms : *Ulmo, Bodga Mod, Eje*, selon le groupe ethnique. Mais son rôle était toujours le même : axe du monde, connexion entre les royaumes, chemin des chamans.

Les chamans, seuls capables de transiter consciemment entre les mondes, connaissaient la géographie invisible de ces royaumes. Pendant leurs rituels, au son du tambour et des invocations, ils montaient symboliquement par les branches de l'arbre ou descendaient par ses racines. Chaque niveau du monde céleste était habité par des esprits de lumière, des ancêtres vertueux, des dieux du ciel. Ces niveaux n'étaient pas homogènes : on parlait fréquemment de sept cieux, voire neuf, chacun avec ses fonctions et ses entités. Au sommet du ciel le plus élevé résiderait Kayra, le créateur originel, ou même Tengri lui-même dans sa forme la plus pure et impersonnelle.

Quant au monde souterrain, il était décrit comme un miroir inversé de la terre. Il possédait des rivières sombres, des forêts froides, des cavernes sans lumière. Là habitaient les esprits inquiets, les êtres chaotiques, commandés par Erlik Khan, le seigneur des profondeurs.

La peur du monde souterrain n'était pas la peur de la damnation morale, comme dans les théologies occidentales, mais la crainte du désordre, de la dissolution, de l'oubli. L'âme qui tombait dans le monde souterrain n'était pas nécessairement mauvaise, mais plutôt déséquilibrée, confuse, chargée d'un poids non résolu.

Le monde du milieu, où vivent les hommes, était compris comme un espace de médiation. Ici, les trois mondes se rencontrent. Et c'est pourquoi chaque geste humain a une répercussion cosmique. La manière dont on traite la terre, le feu, les animaux, la parole donnée, tout affecte non seulement la vie présente, mais aussi le monde supérieur et l'inférieur. Un acte de bonté résonne dans les sphères célestes ; une offense spirituelle peut ouvrir des fissures pour que des forces sombres s'échappent du monde souterrain.

Cette vision verticale de la réalité ne produisait pas la peur, mais la responsabilité. Le nomade qui connaissait la cosmologie des trois mondes savait qu'il vivait dans un réseau de réciprocité. Il n'était pas le centre de l'univers, mais un maillon. Et son devoir était de maintenir l'équilibre.

Le tambour du chaman – avec sa surface ronde et son bord marqué – portait souvent des dessins des trois mondes : étoiles en haut, animaux et rivières au milieu, serpents dans les racines. Quand le tambour sonnait, c'était comme si l'Arbre du Monde vibrait. Et les mondes s'ouvraient. Les maisons nomades, les yourtes, symbolisaient également cette structure. La lucarne au plafond – le *töönö* – représentait l'ouverture vers le ciel.

Le feu central était le cœur du monde du milieu. Le sol sous les pieds, la connexion avec le monde inférieur. Vivre dans une yourte, c'était ainsi vivre à l'intérieur d'un microcosme, en harmonie avec la structure triple de l'univers. C'est pourquoi les rituels accomplis dans la tente prenaient une force particulière : chaque chant, chaque fumée, chaque offrande, atteignait les trois plans simultanément.

L'enfance, la maturité et la vieillesse étaient également vues à la lumière de cette cosmologie. L'enfant venait du monde céleste – c'était une âme fraîchement arrivée, encore chargée d'éclat. L'adulte faisait la médiation entre les mondes – affrontait les défis du milieu. L'ancien, quant à lui, touchait déjà le monde inférieur ou supérieur – prêt à retourner, porteur de sagesse. De même, les rêves n'étaient pas des fantaisies : c'étaient des voyages de l'âme-ombre vers les autres mondes. Un rêve de chute pouvait révéler un déséquilibre ; un rêve d'ascension, une connexion avec le divin. Rêver d'une rivière sombre ou d'un arbre sec était signe que quelque chose devait être guéri avant que l'âme ne se fragmente.

Chez les peuples de l'Altaï, les Bouriates, les Touvains et les Yakoutes, la division des mondes informait également le calendrier spirituel. Certains jours étaient propices à la montée – dates liées au solstice, à la pleine lune, à l'élévation de l'énergie. D'autres jours exigeaient le recueillement – des temps où les portails du monde souterrain s'ouvraient. Les chamans consultaient ces cycles avant de réaliser des rites de guérison, de chasse ou de protection.

Dans certains clans, on croyait que l'âme pouvait se perdre entre les mondes. Dans ces cas, le chaman était convoqué pour la secourir – un voyage qui exigeait courage, pureté et une connaissance profonde de l'arbre cosmique. Ce voyage, bien que symbolique, laissait des marques réelles. Un chaman qui descendait dans le monde souterrain pendant de nombreuses nuits pouvait tomber malade. On dit que certains vieillissaient prématurément, car chaque traversée usait le corps. D'autres revenaient avec de nouveaux dons – visions, clairvoyance, guérisons spontanées. La frontière entre les mondes était toujours dangereuse. Mais absolument nécessaire.

Au centre de cette cosmovision se trouve une leçon claire : l'univers est multiple, dynamique, interconnecté. On ne peut blesser la terre sans blesser le ciel. On ne peut ignorer les esprits inférieurs sans qu'ils ne se manifestent de manière désastreuse. On ne peut vivre dans le monde du milieu sans regarder en haut et en bas – car vivre dans le monde du milieu, c'est cheminer entre les tensions, en cherchant l'équilibre, l'humilité, l'écoute.

Aujourd'hui, cette sagesse résonne avec urgence. Le monde moderne, en se déconnectant de l'axe vertical de l'existence, a plongé dans le déséquilibre. Il a oublié ceux d'en haut. Il a rejeté ceux d'en bas. Il a gonflé l'ego humain comme seigneur de la réalité. Le résultat est une civilisation orpheline de l'Arbre du Monde : sans racines, sans branches, prisonnière d'un tronc sec. Le tengrisme, avec sa clarté ancestrale, offre un souvenir : les mondes continuent d'être ici. Le ciel palpite encore.

Le monde souterrain respire encore. Et le milieu peut encore être guéri.

Cette possibilité de guérison commence par la reconnexion intérieure. Chaque individu porte en lui une étincelle des trois mondes – une mémoire ancestrale de l'arbre cosmique. Retrouver cet axe, c'est avant tout réapprendre à écouter les directions de l'être : la lumière qui nous appelle vers le haut, l'ombre qui nous invite à l'introspection, et le présent qui nous convoque à la responsabilité. Le chaman, en ce sens, est moins un élu qu'un miroir : son voyage montre ce que chacun, à sa mesure, peut parcourir. Le défi n'est pas seulement de traverser les mondes, mais de maintenir l'âme intègre en le faisant.

Au quotidien, cette reconnexion s'exprime par des gestes simples, mais puissants : allumer une bougie en silence, respecter le rythme de la nature, dormir attentif aux rêves, traiter avec révérence ce qui semble inerte. Ces actions tissent à nouveau le pont entre les plans. Le monde moderne n'a pas besoin d'imiter les rites anciens, mais peut en extraire une sagesse pratique : percevoir que tout communique, tout vibre, tout répond. L'univers n'est pas une scène indifférente – c'est un arbre vivant qui palpite avec notre conduite, nos choix, notre écoute.

C'est dans ces retrouvailles silencieuses avec l'arbre du monde que réside la chance de régénération. Quand nous recommençons à reconnaître le ciel non comme une idée, mais comme une présence ; le monde souterrain non comme une menace, mais comme un espace de transformation ; et le monde du milieu comme un sol sacré où tout s'entrelace, quelque chose en nous commence à s'aligner. Le monde n'a pas besoin d'être autre. Il a besoin d'être réhabité avec une autre conscience. Car, même oubliée, l'arbre demeure. Et pour qui désire escalader ses branches ou guérir ses racines, le tambour sonne encore.

Chapitre 9
Monde Céleste

Au-dessus des steppes ondulantes, au-dessus des nuages passagers, au-dessus même des aigles en vol, s'étend le monde céleste – un plan d'existence serein, lumineux, inaccessible aux yeux physiques, mais présent à chaque instant dans la conscience spirituelle des peuples tengristes. Ce n'est pas un ciel vide, froid et mécanique, comme le ciel moderne de l'astronomie, mais un espace vivant, conscient, rempli de présences. Au cœur du tengrisme, le monde céleste est la demeure des dieux bienveillants, des ancêtres élevés, des esprits qui conduisent l'équilibre de l'univers. C'est l'origine et la destination, le berceau et le jugement.

Tengri, le Père Ciel, est la force suprême qui imprègne et soutient ce monde. Il n'est pas un dieu parmi d'autres, mais le firmament lui-même – non au sens physique, mais comme conscience englobante, éternellement bleue, éternellement présente. Son domaine n'est pas fait de trônes ou de couronnes, mais d'ordre invisible. Là où il y a harmonie, il y a Tengri. Là où il y a justice, là est sa volonté manifeste. Il ne commande pas par la voix, mais par le vent. Il ne dicte pas, mais inspire. Et dans le monde céleste qui lui appartient, tout vibre en harmonie avec sa présence.

On dit que ce monde supérieur possède des couches – des niveaux ou étages qui reflètent différents degrés de pureté spirituelle. Dans certaines traditions, il y a sept cieux ; dans d'autres, neuf. Cette multiplicité n'est pas une simple multiplication spatiale, mais une gradation d'énergie. Dans le ciel le plus bas, habitent des esprits qui maintiennent encore des liens avec le monde humain. Ce sont des ancêtres récents, des gardiens de clans, des protecteurs de lieux. À mesure que l'on monte, on trouve des divinités plus anciennes, des principes cosmiques personnifiés, comme Ulgen, Mergen et Kayra. Et, au point le plus haut, réside ce qui ne peut être décrit – la pureté absolue du Ciel Éternel.

Ulgen, par exemple, est fréquemment cité comme le grand organisateur du bien. Il n'est pas le créateur de tout, mais c'est lui qui veille à la continuité de l'ordre. Son rôle est de veiller sur les humains qui honorent les lois du ciel, de leur offrir protection et inspiration. C'est lui qui envoie les chamans en rêves. C'est lui qui observe les rituels faits avec sincérité. Dans certaines versions du mythe, c'est Ulgen qui façonne les destins des âmes qui montent après la mort – leur attribuant des demeures dans les différents cieux selon leur degré de droiture.

Mergen, autre esprit céleste, est l'archétype de la sagesse et de la contemplation. Son nom signifie « le Perspicace », « le Sage ». Il habite le ciel de l'intelligence, où les pensées pures coulent comme des rivières cristallines. On dit que Mergen chevauche sur des nuages blancs, brandissant un arc de lumière avec lequel il décoche des idées aux humains inspirés. Poètes, guérisseurs, prophètes – tous, à un moment donné, reçoivent une flèche invisible de Mergen. Et quand cela se produit, quelque chose change : un vers surgit, une guérison se réalise, une décision juste est prise. Parce que le ciel supérieur agit par les signes, non par les paroles.

Kayra, quant à lui, est le principe primordial. Certains le confondent avec Tengri, d'autres le voient comme son premier fils. Dans tous les récits, il est le plus ancien des célestes. Il représente l'origine, le commencement avant le temps. Quand l'univers était encore un œuf cosmique, Kayra était le souffle qui l'a fait éclater. Il n'a ni forme, ni couleur, ni limite. Il est pure présence. De nombreux chamans rapportent, lors de leurs transes les plus profondes, avoir « touché » Kayra – non avec les sens, mais avec l'âme. Ils le décrivent comme un silence absolu, une lumière blanche, une sensation d'unité indescriptible. Après une telle rencontre, ils ne sont plus jamais les mêmes.

Ces habitants du monde céleste ne vivent pas dans un « paradis » au sens chrétien. Ils ne reposent pas dans l'oisiveté. Ils travaillent. Ils veillent. Ils observent les humains avec intérêt et compassion. Ils reçoivent leurs prières, répondent par des bénédictions ou des avertissements. Parfois, ils se manifestent dans des phénomènes naturels : un nuage en forme d'animal, un arc-en-ciel qui surgit après un rite, une étoile filante pendant une invocation. Tout est communication. Tout est présence.

Les âmes humaines, en mourant, ne montent pas automatiquement au monde céleste. Il faut mérite, purification, reconnaissance. Une âme peut errer entre les mondes, ou être accueillie par des esprits familiers. Mais quand elle monte aux cieux, elle devient un *aruğ* élevé – un ancêtre qui non seulement protège, mais oriente avec une sagesse profonde. Ces âmes n'oublient pas les vivants. Elles les guident, les inspirent, les avertissent en rêves. Et, surtout, elles témoignent. Rien de ce que l'humain fait n'échappe aux yeux du ciel. Car, pour le tengriste, vivre c'est être sous l'observation constante du monde supérieur – non comme une surveillance oppressive, mais comme une présence aimante, exigeante et juste.

C'est pourquoi, avant les grandes décisions, on regarde le ciel. On demande l'approbation de Tengri. On cherche un signe. Le vol d'un oiseau, le changement du vent, la forme d'un nuage. Tout peut être réponse. Et, quand le signe est donné, on avance avec courage. Car agir en harmonie avec le ciel, c'est agir avec vérité. Et qui marche avec le ciel ne craint pas la chute.

Lors des cérémonies, invoquer le monde céleste est une pratique courante. Le chaman lève les mains, danse en spirale, chante dans des langues oubliées. Pendant ce temps, les présents observent le feu, attendent la brise, écoutent le tambour. Et, à un moment donné, ils sentent : le voile s'est déchiré. Quelque chose est descendu. Une présence a pris l'espace. L'invisible est devenu presque palpable. Dans ces instants, le monde du milieu touche le monde d'en haut. Et les humains, même pour quelques secondes, savent qu'ils font partie de quelque chose de plus grand, d'éternel, de sublime.

Le monde céleste est également rappelé dans les chansons, les proverbes et les histoires. Les enfants apprennent dès leur plus jeune âge que « celui qui trompe la tribu sera oublié des cieux » ; ou que « les paroles honnêtes montent vite comme la fumée vers Tengri ». Ces dictons ne sont pas seulement une moralité folklorique. Ce sont des souvenirs vivants que le Ciel voit, le Ciel écoute, le Ciel répond.

Aujourd'hui, quand beaucoup regardent vers le haut et ne voient que l'espace et les étoiles, le tengriste voit un foyer, un chemin, une mémoire. Il voit le reflet de ce qu'il redeviendra un jour. Le ciel n'est pas un mystère extérieur. C'est un miroir de l'âme. Et le monde céleste n'est pas une fantaisie ancienne – c'est une dimension du maintenant, accessible au cœur qui sait écouter, à l'esprit qui sait monter.

Le monde céleste, au-delà de sa grandeur, révèle une pédagogie subtile : tout ce qui vient d'en haut ne descend pas comme une imposition, mais comme une invitation. Le ciel n'exige pas une adoration aveugle, mais une syntonie. Et cette syntonie se construit par la culture intérieure : l'écoute attentive, la parole intègre, le geste aligné sur la vérité. Vivre sous le ciel est donc un engagement spirituel envers la clarté, l'humilité et l'écoute. Chaque pensée impure, chaque action malhonnête, obscurcit le lien avec le plan supérieur. Mais chaque repentir sincère, chaque acte de droiture, refait le pont. Ce n'est pas le rite qui garantit la connexion, mais la cohérence entre ce que l'on pense, ressent et fait.

Il y a, dans cet horizon élevé, une sorte de consolation lumineuse. Savoir qu'il y a des yeux aimants en haut – non des yeux jugeurs, mais des témoins de notre effort – renforce la marche. Car même dans la solitude la plus profonde, même quand les rites semblent vides ou les rêves muets, il y a encore une présence. Tengri et les célestes ne répondent pas au temps de l'anxiété humaine, mais à la cadence de l'éternité. Parfois, le signe que l'on cherchait ne vient pas dans le vent, mais dans le silence. Et même ce silence porte sagesse – un appel à faire confiance, à persister, à monter le cœur léger.

C'est pourquoi honorer le monde céleste n'est pas seulement regarder vers le haut avec révérence, mais vivre de telle manière que le ciel puisse habiter à l'intérieur. Quand l'humain marche en harmonie avec les rythmes de l'âme et de la terre, quand il ne trahit pas ce qui est sacré en lui et en l'autre, le ciel n'a plus besoin d'être invoqué – il se manifeste. Non comme spectacle, mais comme présence sereine. Et à cet instant, même parmi les luttes du monde du milieu, l'âme reconnaît : elle est chez elle.

Chapitre 10
Monde Souterrain

Dans les profondeurs cachées de la réalité, sous la surface des plaines et en deçà de la solidité apparente de la terre, repose le monde souterrain – une sphère d'existence enveloppée d'ombre, de silence et de mystère. Pour les peuples tengristes, ce monde n'est pas une invention pour effrayer, mais une réalité palpable, partie intégrante de la structure trine du cosmos. Il est aussi nécessaire que le ciel et la terre du milieu. C'est le domaine de l'occulte, de ce qui n'a pas été résolu, de ce qui doit être transformé. Et par-dessus tout, c'est le lieu où dorment – ou s'agitent – des forces oubliées et réprimées.

Le monde souterrain, appelé par de nombreux noms à travers les steppes d'Asie centrale, possède sa propre logique, ses propres habitants, ses propres règles. En lui, les âmes qui n'ont pas réussi à monter au monde céleste, que ce soit par déséquilibre ou par leurs actions en vie, trouvent une demeure temporaire. Mais ce n'est pas un enfer au sens occidental. Ce n'est pas un lieu de punition éternelle, mais de suspension. Un entre-deux-mondes, où l'esprit apprend, souffre, se reconfigure – ou périt.

Dans ce domaine règne une figure centrale : Erlik Khan. Connu comme le Seigneur du Monde Souterrain, Erlik n'est pas le « diable » des monothéismes. Il est plus ancien que la morale dualiste. Il représente le pouvoir de contention, l'ombre nécessaire, le gardien des frontières entre la vie et la mort. Selon certains mythes, Erlik était l'un des premiers êtres créés, mais son ambition l'a conduit à la chute. D'autres disent qu'il a été chargé par Tengri de garder le monde souterrain, y maintenant les énergies qui ne pouvaient errer librement dans le cosmos. Erlik est décrit comme une entité à l'apparence changeante. Parfois, c'est un vieillard au visage sombre et à la longue barbe ; d'autres fois, un guerrier sombre aux yeux comme des charbons ardents. Dans toutes les versions, il porte en lui le poids du seuil – sa présence annonce crise, rupture, mais aussi opportunité de changement. Il commande des légions d'esprits tourmentés, de démons mineurs et d'âmes confuses. Ces êtres, bien que craints, ont une fonction : ils testent, défient, révèlent les points faibles des humains.

Dans le monde souterrain, le paysage est un miroir inversé de la réalité terrestre. Il y a des montagnes, des rivières, des cités, mais tout est voilé d'une teinte sombre, comme si la lumière solaire n'avait jamais atteint ces parages. Les rivières ne sont pas d'eau, mais de brumes et de lamentations. Les forêts sont denses, où chaque arbre garde un secret. Les demeures sont des cavernes sculptées dans des roches vives. Là, les âmes parcourent des trajets confus, répètent des erreurs, cherchent une issue. Certaines la trouvent. D'autres, non.

On disait que, certaines nuits, les portes du monde souterrain s'entrouvraient. Et les rêves des vivants devenaient vifs, chargés de présages. C'est dans ces moments que les chamans entraient en action. Car l'un des rôles les plus risqués – et les plus nobles – du chaman était de descendre dans le monde souterrain. En transe profonde, guidé par des chants ancestraux et les battements rythmiques du tambour, il abandonnait son corps et partait. Le voyage n'était pas métaphorique. Il était réel. Le chaman franchissait les portails de pierre, traversait la rivière des âmes, affrontait les gardiens des cavernes. Tout cela pour récupérer quelque chose : une âme perdue, un enfant malade, la chance volée d'un clan.

Ces descentes n'étaient pas sans dangers. De nombreux chamans revenaient malades, épuisés, bouleversés. Certains ne revenaient pas – leurs âmes restaient prisonnières, ou alors choisissaient de demeurer comme gardiens. C'est pourquoi l'entraînement d'un chaman incluait l'apprentissage des noms des entités du monde souterrain, de leurs goûts et aversions. Une erreur dans le rituel, un chant mal entonné, une offrande mal choisie, et le chaman pouvait être dévoré spirituellement. Le courage nécessaire n'était pas héroïque au sens vulgaire – il était existentiel. C'était savoir qu'en descendant, on ne serait peut-être plus jamais le même.

Mais les chamans n'étaient pas les seuls à interagir avec le monde souterrain. Les gens ordinaires connaissaient aussi sa présence. Quand quelqu'un tombait malade soudainement, on disait que son âme avait été entraînée vers le bas. Quand un troupeau disparaissait mystérieusement, on soupçonnait la colère d'Erlik. Pour prévenir de tels malheurs, on réalisait des rituels d'apaisement. Des animaux au pelage sombre – béliers noirs, coqs noirs – étaient sacrifiés aux seuils du village. Le sang versé était un geste de conciliation, une demande pour qu'Erlik ne franchisse pas ses frontières. Qu'il garde ses yeux sur le monde d'en bas.

Il y avait aussi des cérémonies de remerciement. Quand quelqu'un se remettait d'une maladie grave, on croyait qu'il avait été sauvé des griffes du monde souterrain. À ces occasions, on préparait un banquet. Non seulement pour les vivants, mais pour les esprits. Des plats étaient laissés à l'air libre, près de cavernes ou d'arbres anciens. Des mots étaient murmurés pour les « frères d'en bas ». Parce que le respect maintenait la paix. Et manquer de respect au monde souterrain, c'était appeler la ruine.

Le monde souterrain était aussi le foyer de savoirs oubliés. De nombreux mythes disaient que les esprits d'anciennes civilisations – celles qui existaient avant le temps connu – y habitaient. C'étaient des maîtres déchus, des chamans ancestraux, des gardiens du savoir interdit. Lors de certains rituels rares, les chamans tentaient de les contacter. Non pour apprendre des tours, mais pour obtenir des visions. Ces rencontres étaient dangereuses. Mais si elles réussissaient, elles révélaient des vérités cachées – sur l'origine du monde, sur le destin des âmes, sur les cycles qui régissent tout.

Dans le monde moderne, le monde souterrain continue d'exister. Bien que beaucoup l'aient oublié, il palpite encore sous les pieds de tous. Il se manifeste dans les crises d'identité, les maladies sans explication, les rêves perturbants. Il surgit quand l'âme s'éloigne de son centre. Et même sans le nommer, beaucoup sentent sa présence. Sentent le poids invisible, l'attraction vers le fond, l'appel à affronter ce qui a été enterré. Le monde souterrain exige la confrontation. Mais il offre aussi la guérison.

C'est pourquoi le tengrisme ne le rejette pas. Il ne construit pas de théologies pour le nier ou le bannir. Au contraire : il reconnaît son importance dans l'équilibre cosmique. Il comprend que toute lumière projette une ombre. Que toute naissance implique la mort. Et que toute croissance exige une plongée. Il ne s'agit pas d'exalter l'obscurité, mais de savoir cohabiter avec elle. De marcher avec fermeté sur le sol, conscient qu'il garde des secrets – et que ces secrets font partie du voyage. En comprenant le monde souterrain, le pratiquant du tengrisme comprend qu'aucune partie de l'existence ne peut être ignorée. Que la réalité est une tapisserie à trois fils – et que couper l'un d'eux, c'est défaire le tout. Le ciel, la terre et le monde souterrain forment un seul corps. Et l'être humain, en vivant avec conscience, honore cette totalité.

La reconnaissance du monde souterrain comme partie vitale de l'existence invite à une spiritualité plus mature – une qui ne cherche pas seulement l'ascension, mais l'acceptation et l'intégration. L'ombre, dans ce contexte, n'est pas ennemie : elle est miroir. La traverser, c'est plonger dans les couches les plus profondes de l'âme, où peurs, culpabilités et douleurs anciennes reposent en attente d'écoute. Le monde souterrain, ainsi, cesse d'être seulement la demeure des oubliés et devient le territoire de la vérité nue, où il n'y a pas de masques, où tout ce qui a été nié clame nom et forme. Ce n'est pas pour rien que tant de rites de guérison exigent ce contact : parce que seul ce qui est affronté peut, réellement, être transformé.

Dans cette plongée, le rôle du chaman et, par extension, de tout chercheur sincère, est de devenir pont. Il ne s'agit pas d'apporter la lumière pour éteindre l'obscurité, mais d'apprendre à voir à l'intérieur d'elle. Les mythes sur les sagesses oubliées dans le sous-sol ne sont pas des métaphores lointaines – ce sont des mémoires qui pointent vers le pouvoir de l'inconscient, du passé, de ce que la raison moderne rejette. Et c'est là, entre les rivières de lamentations et les forêts de silence, que le voyageur trouve non seulement des réponses, mais aussi la reconnaissance de sa propre complexité. Car connaître le monde souterrain, c'est, au fond, se connaître entièrement.

En incluant le monde souterrain dans la tapisserie de la vie, le tengrisme nous offre une vision radicalement entière de l'être. Ni le ciel, ni la terre ne suffisent en soi. C'est dans l'équilibre des trois mondes que se dessine le véritable chemin. Un chemin qui exige courage, lucidité et humilité – car bien vivre, ce n'est pas éviter la chute, mais apprendre à remonter après elle. Et celui qui affronte l'obscurité les yeux ouverts découvre que, sous la surface de la douleur, palpite une force silencieuse. Une force qui ne rachète pas par la négation, mais par la présence. Et qui, en étant accueillie, transforme l'abîme en racine.

Chapitre 11
Multiples Âmes

Parmi les mystères les plus profonds de la spiritualité tengriste se trouve la conception selon laquelle chaque être humain est composé de plus d'une âme. Cette idée, qui peut sembler étrange à la mentalité occidentale habituée à penser l'âme comme une entité unique et indivisible, est, en réalité, l'une des expressions les plus sophistiquées de la psychologie spirituelle développée par les peuples turco-mongols et sibériens. Il ne s'agit pas d'une mythologie fragmentaire, mais d'une vision intégrale de l'existence, où l'être est multiple par essence, et chaque aspect de l'âme remplit une fonction distincte dans la grande tapisserie de la vie.

Cette conception plurielle de l'âme est profondément enracinée dans l'expérience nomade. Pour les anciens des steppes et des taïgas, l'être humain n'était pas seulement chair animée par un souffle immatériel. C'était un faisceau de forces, un ensemble de présences qui coexistaient dans un équilibre précaire. Perdre cet équilibre signifiait tomber malade. Perdre une partie de l'âme pouvait signifier devenir fou, dépérir ou mourir. La récupérer était la mission la plus sacrée d'un chaman.

La première de ces âmes, généralement appelée *nefes* (du turc, signifiant « souffle »), correspond au souffle vital. C'est ce qui anime le corps, ce qui fait circuler le sang, briller les yeux, chauffer la peau. Elle entre dans le corps avec le premier soupir du nouveau-né et, au dernier soupir, elle part. Elle est intimement liée à la respiration, à la chaleur et au mouvement de la vie. Elle est la plus sensible aux changements du monde physique. Une forte frayeur, une douleur soudaine, une forte fièvre peuvent l'affecter profondément. Si le *nefes* s'affaiblit, le corps se flétrit. S'il part, la mort s'installe.

La deuxième âme, plus subtile et complexe, est appelée l'*âme ombre*, également connue sous le nom d'*âme libre*. C'est la partie de l'être qui peut se détacher temporairement du corps – dans les rêves, les transes, les expériences spirituelles intenses. Elle est vue comme une voyageuse. C'est par elle que les chamans explorent les mondes invisibles. C'est par elle que les humains ont des visions, rencontrent des esprits, se souviennent de vies passées. Pendant la nuit, c'est cette âme qui se libère et parcourt d'autres plans. Si elle se perd ou est enlevée, le corps dort, mais ne rêve pas. L'esprit reste vide, et la personne peut se réveiller apathique, désorientée, malade.

Il y a aussi la *sülde*, connue chez les Mongols comme l'âme de la personnalité. C'est cette âme qui garde les traits uniques d'un individu – son tempérament, son courage, sa loyauté. C'est l'étincelle qui maintient le sens de l'identité et du but. On croit que les grands guerriers et chefs avaient une *sülde* particulièrement forte. Après la mort, cette âme pouvait demeurer comme esprit protecteur du clan, liée à des objets personnels, des armes, des tentes, des drapeaux.

C'est pourquoi les *sülde* étaient fréquemment invoquées en temps de guerre ou de crise, comme forces inspiratrices.

Certains peuples, comme les Samoyèdes et les Altaïens, parlent d'une quatrième âme – liée à la chance, au destin, à la protection divine. Cette âme est ténue comme la brume, difficile à détecter, mais essentielle. Lorsqu'elle est présente et intègre, la personne semble vivre sous une bonne étoile : les chemins s'ouvrent, les dangers s'écartent, les entreprises prospèrent. Lorsqu'elle est absente ou blessée, la vie devient pleine d'obstacles inexplicables, comme si l'univers était en opposition. Cette âme pouvait être transférée, offerte ou affaiblie par l'envie, la magie ou les malédictions.

Dans certaines traditions, on parle même d'une cinquième âme – l'âme ancestrale. Elle serait la mémoire vivante des générations précédentes, présente en chaque individu comme un fil invisible le reliant à ses ancêtres. Cette âme serait responsable du sentiment d'appartenance, de l'intuition que l'on fait partie d'une lignée, d'une histoire plus grande que l'ego. Quand cette âme se manifeste, la personne se sent poussée à répéter des gestes anciens, à honorer les plus âgés, à protéger les savoirs traditionnels. La perte de cette âme engendre l'aliénation, la désorientation culturelle, la rupture.

Ces multiples âmes, bien qu'interconnectées, sont distinctes par leur nature et leur fonction. Chacune répond à des stimuli différents, habite des couches différentes de l'être. Et chacune exige des soins spécifiques. Protéger le *nefes*, c'est maintenir le corps fort et sain. Cultiver l'*âme libre*, c'est rêver, créer, méditer. Nourrir la *sülde*, c'est agir avec honneur, tenir ses promesses, se respecter soi-même. Garder l'âme de la chance, c'est éviter l'envie, l'envier, et se maintenir en harmonie avec les rythmes de l'univers. Honorer l'âme ancestrale, c'est se souvenir, remercier, continuer.

Le chaman, dans ce contexte, est avant tout un guérisseur d'âmes. Quand quelqu'un tombe malade, il ne demande pas seulement les symptômes physiques. Il demande si la personne a fait des cauchemars, si elle se sent « vide », si elle a entendu sa voix intérieure. Souvent, le diagnostic est qu'une des âmes s'est perdue – effrayée par un traumatisme, séduite par un esprit trompeur, emprisonnée dans un autre plan. Le rituel, alors, est un voyage pour récupérer cette âme. Le chaman chante, danse, lutte, pleure, jusqu'à ce que la partie perdue se réintègre au tout.

La perte d'âme est un concept central dans le tengrisme. Non comme métaphore poétique, mais comme phénomène réel. Les enfants très effrayés, les femmes après l'accouchement, les hommes revenant de guerres, tous pouvaient subir cette rupture. Et il y avait des rituels spécifiques pour chaque cas. L'âme était appelée par son nom, invitée à revenir, caressée avec la fumée d'herbes, nourrie de lait ou de sang. Parfois, il fallait qu'un être cher l'appelle. Parce que l'amour a le pouvoir de réunir ce que la peur a fragmenté.

Cette sagesse ancestrale résonne à l'époque moderne avec une force inattendue. À une ère marquée par les maladies psychiques, les crises d'identité, la perte de sens, la notion de multiples âmes offre une clé. La dépression peut être, aux yeux du tengrisme, une âme libre qui s'est éloignée. L'anxiété peut être l'âme du destin en déséquilibre. Les troubles de la personnalité peuvent indiquer une *sülde* rompue. Le remède, alors, ne réside pas seulement dans les médicaments, mais dans les rituels de reconnexion : avec la terre, avec les ancêtres, avec le ciel.

La reconnaissance de la multiplicité intérieure défie également les frontières rigides entre le moi et le monde. Si mon âme libre voyage, elle peut rencontrer d'autres âmes, en d'autres temps. Si mon *nefes* s'harmonise avec le vent, alors le vent participe à ma vie. Si mon âme ancestrale porte l'histoire de mon peuple, alors ma vie est une continuité, non un commencement. Cette vision dissout l'individualisme moderne et propose une écologie de l'âme – où chaque geste intérieur résonne dans l'univers, et chaque événement extérieur est une invitation à l'intégration.

Dans le tengrisme, la pleine santé n'est pas l'absence de maladie, mais l'harmonie entre les âmes. Quand toutes sont présentes, propres, nourries, l'être humain fleurit. Ses yeux brillent. Sa parole a du poids. Son chemin s'aligne avec les forces du ciel et de la terre. Il n'a pas besoin de commandements, car il sent intérieurement ce qui est juste. Son éthique naît de la plénitude de ses parties. Et sa joie, de la conscience d'être entier.

La multiplicité des âmes, telle que proposée par le tengrisme, suggère également une éducation spirituelle qui s'étend au-delà de la simple foi ou doctrine. Elle implique une connaissance intime de soi-même, une écoute sensible des voix intérieures, et un engagement envers les rythmes les plus subtils de l'être. Dans ce contexte, vivre devient un acte d'accordage constant entre les diverses dimensions de l'âme — comme un musicien qui ajuste son instrument avant de jouer, l'être humain doit reconnaître les cordes qui vibrent en son intérieur. Chaque émotion, chaque intuition, chaque impulsion qui jaillit n'est pas vue comme hasard ou caprice, mais comme manifestation d'une de ces âmes dans son propre langage, demandant attention, équilibre ou guérison.

En même temps, ce modèle spirituel exige une vision communautaire de l'existence. Si des parties de notre âme peuvent être affectées par les paroles, les actions et même les pensées d'autrui, alors nous sommes coresponsables les uns des autres. La santé d'un clan, d'un village, d'une société, dépend du soin mutuel des âmes qui y vivent. Dans cette toile, le rôle du chaman n'est pas seulement celui d'un guérisseur individuel, mais celui d'un harmonisateur du collectif. Il agit comme pont entre les mondes et entre les personnes, restaurant les liens, ranimant ce qui a été dispersé. La communauté, à son tour, reconnaît la valeur de ce rôle non par superstition, mais par expérience directe : quand l'âme d'un revient, tous respirent mieux.

Chaque être est donc une constellation vivante, en danse constante avec l'invisible. Se percevoir ainsi transforme la manière d'affronter la souffrance, de célébrer la joie et de parcourir la vie. Il n'y a pas de hâte à « résoudre » ce qui fait mal, mais plutôt de la patience à écouter ce que chaque douleur révèle sur les âmes en désaccord. En même temps, on ne craint pas l'extase, car on comprend qu'il y a des moments où l'âme libre touche le divin. Vivre, sous cette lumière, est autant un mystère qu'un apprentissage : une invitation à marcher entier, même en morceaux, confiant qu'il y a de la sagesse dans chaque fragment et que le ciel écoute toujours.

Chapitre 12
Chaman Médiateur

Entre les voiles qui séparent le monde visible des dimensions invisibles, il y a une figure qui marche les pieds sur terre et les yeux au ciel, qui écoute le murmure des vents et comprend le langage des eaux, qui dialogue avec les morts et guérit les vivants. Cette figure est le chaman – le médiateur par excellence du tengrisme. Il n'est pas prêtre, ni orateur, ni messie. Il est un pont vivant entre les mondes. Son office n'est pas d'enseigner des vérités, mais de restaurer des connexions. Il est guide, guérisseur, guerrier spirituel, conseiller de la tribu et allié des esprits. Dans les immensités de la steppe, où la religion ne s'enferme pas dans des temples, mais palpite dans chaque mont, rivière ou arbre, le chaman est l'axe qui maintient la communauté en harmonie avec les rythmes de l'univers.

Sa naissance n'est pas toujours souhaitée. Beaucoup sont choisis, et ne choisissent pas. L'appel vient sous forme de maladie, de visions, de rêves récurrents, de malheurs inexplicables. Quand une personne commence à entendre des voix que personne d'autre n'entend, à voir des animaux parler ou à sentir des douleurs que les médecins n'expliquent pas, les anciens savent : peut-être Tengri a-t-il mis en elle le fardeau et le don du *kamlık*, le chemin chamanique. Cet appel est généralement confirmé par un chaman plus âgé, qui reconnaît les signes.

L'initiation commence alors – et elle est rigoureuse. Elle implique isolement, jeûnes, épreuves physiques et spirituelles. Le candidat doit mourir symboliquement au monde commun et renaître comme médiateur. Dans certaines traditions, on dit que l'esprit du futur chaman est littéralement démembré par des entités de l'autre monde, puis reconstitué avec des os de cristal et de la chair de feu. Cette « mort rituelle » est la condition pour qu'il puisse entrer et sortir des mondes sans être détruit. Celui qui n'a pas été brisé ne peut guérir les brisés.

Une fois reconnu comme chaman, l'individu reçoit un nouveau nom – souvent révélé en rêve ou transmis par un esprit protecteur. Il se met à porter des tenues spécifiques pendant les rituels : tuniques avec des médailles, des miroirs, des cloches, des peaux d'animaux. Chaque ornement a une signification. Les miroirs reflètent et éloignent les esprits malins. Les peaux évoquent les alliés du chaman – loups, aigles, ours. Les cloches annoncent son passage entre les mondes. Le tambour est son cheval. Avec lui, le chaman chevauche à travers les cieux et les abîmes.

Le tambour, en effet, est inséparable du chaman. Confectionné avec du bois sacré et du cuir consacré, il est plus qu'un instrument – c'est un esprit en soi. Le son rythmique, grave et pulsant induit la transe, altère la conscience, ouvre les portails invisibles. En le touchant, le chaman entre dans un autre état de perception. Ses yeux se révulsent, sa voix change, ses mouvements deviennent fluides et imprévisibles. Dans cet état, il peut monter au monde céleste pour chercher orientation, ou descendre dans le monde souterrain pour libérer des âmes emprisonnées.

Chaque voyage est unique. Aucune transe n'est identique à une autre. Parfois, le chaman rencontre un enfant égaré qu'il faut ramener au corps. D'autres fois, il affronte des esprits vengeurs qui exigent réparation. En certaines occasions, il dialogue avec les ancêtres pour comprendre le pourquoi d'une malédiction ou l'origine d'une maladie. Ces rencontres sont symboliques, oui, mais aussi concrètes. Le chaman les vit comme des réalités vivantes. Il revient avec des informations, des orientations, des bénédictions ou des alertes. Sa vérité est le résultat de l'expérience directe, non de la doctrine.

Au quotidien de la tribu, le chaman n'est pas seulement invoqué dans des situations extrêmes. Il fait partie de la vie. Les gens le consultent avant une chasse, avant un voyage, avant un mariage. Il interprète les présages, analyse le comportement des animaux, lit les signes du ciel. Il est appelé pour bénir la naissance d'un enfant ou consoler les familles face à la mort. C'est lui qui garantit que l'âme du défunt arrive en sécurité dans le monde des ancêtres. Dans certaines cultures, ce rôle est connu sous le nom de psychopompe – conducteur d'âmes.

Mais le chaman guérit aussi. Et il guérit de manière profonde. Quand une maladie frappe quelqu'un, et que les remèdes échouent, le chaman est appelé. Il enquête sur l'origine spirituelle du mal : était-ce une âme perdue ? Un esprit de la forêt offensé ? Un ancêtre oublié ? Un pacte rompu ? À partir de là, il prescrit un rituel : bains de fumée, offrandes, danses, prières. Parfois, il extrait des objets « magiques » du corps malade – pierres, épines, insectes invisibles. Parfois, il chante seulement. Et la guérison se produit. Non parce qu'il est un faiseur de miracles, mais parce qu'il sait restaurer le flux interrompu.

La relation du chaman avec les esprits est basée sur le respect mutuel. Il ne les commande pas. Il négocie. Il apprend leurs noms, leurs goûts, leurs humeurs. Il a des esprits auxiliaires – appelés *ongon* – qui l'accompagnent dans ses voyages. Certains sont ses ancêtres, d'autres des entités de la nature. Ces esprits ne le possèdent pas, mais le protègent. Quand un chaman entre en transe profonde, c'est souvent un *ongon* qui prend la parole, qui donne des conseils, qui fait des prophéties. Le peuple écoute avec attention. Il sait que là parle une sagesse qui n'est pas humaine.

Il est important de noter que dans le tengrisme classique, il n'y a pas d'institution religieuse organisée. Il n'y a pas de hiérarchie de prêtres, ni de temples fixes. Chaque chaman est autonome, et sa légitimité vient de son efficacité. S'il guérit, s'il oriente, s'il voit l'invisible, alors il est respecté. Sinon, il perd la confiance du peuple. Cela confère au chaman une énorme responsabilité. Il ne peut mentir, ni manipuler. Sa vie est transparente, car son âme est exposée au regard des cieux. Et il sait que Tengri ne tolère pas l'imposture.

Les femmes peuvent aussi être chamans – ce sont les *udgan* chez les Mongols. Elles possèdent des dons particuliers, souvent plus liés à la guérison, à la maternité spirituelle, à la médiation avec les esprits féminins et de la terre. Dans certaines traditions, les *udgan* sont considérées comme capables d'atteindre des niveaux de transe encore plus profonds. Leurs chants sont doux, mais puissants. Quand elles entrent en état altéré, leur voix semble celle de la Mère Terre. Et ceux qui les entendent se sentent guéris rien que par le son.

Aujourd'hui, même dans les contextes urbains et globalisés, des chamans continuent d'exister. Beaucoup exercent dans les villes, recevant des personnes en quête de sens, de guérison et de reconnexion. Certains ont adapté leurs rituels, utilisant des bougies, de l'encens, des tambours modernes. Mais le principe est le même : connecter l'être humain aux forces invisibles qui le soutiennent. Dans des régions comme Touva, la Bouriatie, la Iakoutie et la Mongolie, il existe des fédérations de chamans, des écoles d'initiation, des congrès spirituels. Le savoir ancien trouve de nouvelles formes pour se manifester, mais l'essence reste intacte.

En observant la continuité de la pratique chamanique de nos jours, on perçoit que le chaman moderne, bien que naviguant dans des environnements urbains et traitant de questions contemporaines, reste fidèle à sa fonction ancestrale : restaurer le lien rompu entre l'être humain et les plans invisibles de l'existence. Les douleurs ont changé de forme, mais pas d'essence. Si auparavant les maux venaient de la forêt ou du clan, aujourd'hui ils proviennent de l'excès d'information, de la déconnexion avec le corps, de l'absence de racines. Le chaman reconnaît ces nouveaux paysages de l'âme, mais parcourt toujours les mêmes chemins subtils pour apporter la guérison. Il comprend que, même au milieu du béton des villes, l'esprit continue de demander de l'espace pour respirer.

Au-delà de la guérison individuelle, le chaman d'aujourd'hui agit également comme gardien d'une mémoire ancestrale qui risque de s'effacer. En maintenant vivants les chants, les rituels, les mythes et les gestes sacrés, il préserve non seulement une tradition, mais une manière de vivre et de percevoir le monde. En un temps de rupture, sa présence est un rappel qu'il existe des sagesses qui ne se plient pas au temps linéaire, qui parlent de cycles, d'écoute profonde, d'intégration. Il n'est pas là pour rivaliser avec la science ou les religions établies, mais pour rappeler qu'il existe d'autres modes de savoir – des modes qui passent par le corps, par le rêve, par le silence.

Ainsi, le chaman demeure une figure essentielle en tout temps : celui qui ne craint pas l'invisible, qui plonge dans les ombres pour allumer de petites lumières, qui chemine entre les mondes avec humilité et fermeté. Son existence invite à une rééducation du regard – non pour voir plus, mais pour voir mieux. En écoutant ses tambours et ses histoires, nous sommes amenés à reconnaître que la véritable guérison n'est pas d'effacer la douleur, mais de réintégrer ce qui a été séparé. Et en cela, le chaman, avec ses miroirs, ses cloches et ses chants, continue d'être un pont : entre passé et futur, entre le visible et l'invisible, entre l'être humain et tout ce qui existe.

Chapitre 13
Rituels Sacrés

Dans les steppes balayées par le vent, sous le ciel immense et silencieux, le peuple nomade n'a pas construit de temples de pierre ni érigé de cathédrales – mais chaque mont, chaque arbre, chaque feu allumé était un autel vivant. Au cœur du tengrisme, les rituels sacrés sont le fil qui coud les mondes : ciel, terre, monde souterrain et esprit humain. Ce ne sont pas des cérémonies pour impressionner, ni des actes de soumission à une divinité distante. Ce sont des gestes de communion. Des offices d'équilibre. Des dialogues avec les forces invisibles qui soutiennent l'existence.

De l'aube d'un nouveau jour aux grands cycles de l'année, le tengrisme s'exprime en rituels. Ils varient de clan en clan, de peuple en peuple, mais partagent une structure : offrande, invocation, présence, silence. La matière est simple – lait, fumée, viande, feu, pierre – mais l'intention est profonde. L'action rituelle est toujours relationnelle : on ne fait pas « pour » les dieux, mais « avec » eux. Comme celui qui partage un repas avec un parent ancien, un esprit proche.

Le premier des rituels, et peut-être le plus quotidien, est l'offrande au ciel au réveil. Aux premières lueurs du matin, surtout dans les familles traditionnelles, on verse un peu de lait vers le haut. Non par superstition, mais en guise de remerciement. Le lait, essence du troupeau, est vie partagée. Le geste s'accompagne de paroles – parfois murmurées, parfois chantées. « Père Ciel, reçois notre jour. Guide nos pas. Protège notre foyer. » C'est une prière sans livre, mais avec âme. Il n'y a pas de cérémonie plus sincère que cette offrande matinale.

D'autres rituels se déroulent autour du feu domestique, qui est lui-même un esprit. Le feu, pour le tengrisme, est un être vivant. Il possède humeur, mémoire, sagesse. Il doit être allumé avec respect, nourri avec parcimonie, et jamais insulté par des paroles grossières. Chaque matin, le premier feu est salué. Pendant les repas, un morceau est jeté au feu – « pour les esprits ». Les nuits de décision ou de maladie, on chante pour le feu. Il est le centre du foyer, le lien avec les ancêtres, le gardien invisible. On ne jette pas d'ordures dans le feu. On ne l'éteint pas avec colère. Il écoute.

Le sacrifice d'animaux, présent dans de nombreuses traditions, fait également partie des rituels tengristes – mais avec des distinctions importantes. On ne tue pas pour tuer. La vie de l'animal est respectée. Avant la coupe, il y a prière. Le chaman ou le chef de famille demande la permission à l'esprit de l'animal, remercie la Mère Terre, et offre la vie au Ciel. En certaines occasions, un cheval blanc est sacrifié à Tengri – un geste rarissime, réservé aux événements extrêmes. Le cheval, compagnon du nomade, est vu comme un intermédiaire entre les mondes. Sa mort rituelle est un voyage offert au monde spirituel.

Un autre rituel central est l'*ovoo tahilga*, réalisé sur les monticules de pierres – les ovoos – dispersés sur les collines. Ces monticules sont des autels naturels, des marqueurs de passage, des points de contact avec les esprits de la terre et du ciel. En passant devant un ovoo, il est coutume de faire trois tours autour de lui, dans le sens des aiguilles d'une montre, et de laisser une offrande : une pierre, un foulard bleu, un peu de lait, de vodka ou de tabac. Chaque geste est une salutation, une demande, un renouvellement d'alliance avec les gardiens invisibles du lieu. Gravir une colline dans ce but est plus qu'une marche – c'est une ascension spirituelle.

Lors des grandes célébrations de l'année, les rituels deviennent collectifs. Au solstice d'été, par exemple, des festivités sont organisées en plein air. Les familles se réunissent, allument des feux de joie, dansent, chantent. Un chaman dirige l'invocation aux esprits bienveillants, remercie Tengri pour la lumière, la récolte, la vie. À ce moment, toute la communauté est une seule âme. Les enfants apprennent les chants. Les anciens répètent les histoires. Les jeunes renouvellent leur identité. C'est rite, c'est fête, c'est miroir de l'ordre cosmique reflété dans le corps social.

En cas de maladie, le rituel se transforme en guérison. Le chaman consulte les esprits, prépare l'espace – cela peut être une tente, une clairière, une maison. Le tambour commence à sonner. Le feu est allumé avec du bois choisi. Le patient est purifié avec la fumée de genévrier ou d'armoise. Le chaman danse, entre en transe, dialogue avec le monde occulte. Le rituel peut durer des heures, parfois toute la nuit. La communauté assiste en silence ou participe avec des applaudissements, des chants, des cris. Si l'âme perdue revient, le patient ouvre les yeux. Pleure. Respire. Sourit. Le rituel a atteint son but.

Il y a aussi les rituels de passage – naissance, puberté, mariage, mort. La naissance est célébrée avec les bénédictions de la Mère Terre et d'Umay, déesse protectrice des enfants. On place des talismans dans le berceau, on entonne des chants doux, et le feu est maintenu allumé pour effrayer les esprits hostiles. La puberté, surtout chez les garçons, est marquée par de petits rites de courage : monter un cheval sauvage, chasser avec les plus âgés, passer une nuit seul sous le ciel. Le mariage est une union non seulement entre deux personnes, mais entre deux lignées, deux maisons spirituelles. Le rituel est accompagné de danses, de libations et de vœux devant le ciel. La mort, peut-être le plus solennel des rites, est traitée avec révérence et calme. Le corps est lavé, oint, vêtu de ses meilleurs habits. Le feu est maintenu vivant dans la maison. Des chants sont entonnés pour guider l'âme. Le chaman peut accompagner la traversée, s'assurant que l'âme arrive au bon endroit parmi les ancêtres. Les jours suivants, on fait des offrandes de nourriture et de boisson – non parce que les morts mangent, mais parce que le geste nourrit le lien entre les mondes. L'âme, désormais libre, peut visiter les vivants, protéger les descendants, envoyer des signes en rêves.

Dans toutes ces pratiques, on note une absence remarquable de rigidité dogmatique. Les rituels tengristes n'obéissent pas à des livres sacrés. Ils ne sont pas suivis par peur de punition, mais par désir de connexion. La spiritualité s'exprime dans le geste, le chant, le silence entre les mots. Chaque clan, chaque famille, adapte les rituels à son mode de vie, à son territoire, à ses besoins. Il n'y a pas d'orthodoxie. Il y a cohérence avec la vie. Et cette cohérence est mesurée par le bien-être collectif, l'harmonie avec la nature, la présence ressentie des esprits.

À l'époque moderne, beaucoup de ces rituels ont refait surface. Non plus comme des reliques folkloriques, mais comme des pratiques spirituelles vivantes. En Mongolie, il est courant de voir des jeunes gravir des montagnes pour offrir de la vodka à Tengri. Au Kazakhstan, les festivals traditionnels incluent des rites de feu et des prières aux ancêtres. En Iakoutie, le festival Yhyakh a renaît avec vigueur, combinant danses anciennes, chants au ciel et bénédictions chamaniques. Même en milieu urbain, de petits autels avec des pierres, des tissus et de l'encens apparaissent sur les balcons des appartements. Le rituel s'adapte. Et l'âme se sent chez elle.

Le tengrisme, avec sa vision holistique du monde, enseigne qu'il n'y a pas de séparation entre le sacré et le quotidien. Cuisiner peut être un rituel. Prendre soin des animaux peut être une offrande. Observer le ciel nocturne peut être une prière. L'important n'est pas le formalisme, mais l'intention. Là où il y a présence, respect et ouverture, il y a rituel. Et là où il y a rituel, il y a lien. Et là où il y a lien, il y a guérison.

La continuité des rituels tengristes dans le présent montre que leur essence ne réside pas dans les objets utilisés ou les lieux où ils se déroulent, mais dans la qualité du lien qu'ils établissent. Au milieu du rythme effréné de la vie contemporaine, ils offrent un retour au temps circulaire, au geste signifiant, à la pleine attention. Même si le paysage change et les symboles se transforment, l'esprit du rituel demeure : créer une faille dans le quotidien par où l'invisible puisse respirer. En allumant une bougie, en touchant le tambour, en laissant une offrande de lait, le pratiquant refait le pont entre l'humain et le cosmos, rappelant que la vie n'est pas seulement ce que l'on voit, mais aussi tout ce qui palpite derrière le voile du visible.

Ces rituels, par leur malléabilité et leur profondeur, révèlent une spiritualité d'écoute et de réciprocité. Il ne s'agit pas de dominer le monde spirituel, mais d'entrer en relation avec lui, avec humilité et révérence. Chaque geste rituel porte le poids de la tradition et la légèreté du présent. En impliquant corps, voix, mémoire et intention, le rite devient complet. Il éduque le cœur, réaligne la pensée et renforce le sentiment d'appartenance. Les enfants grandissent en sachant que le ciel mérite le respect, que le feu est vivant, que la pierre écoutée répond. Ce n'est pas une foi aveugle, mais un apprentissage sensible, où chaque élément naturel devient un maître.

Le véritable héritage des rituels sacrés du tengrisme n'est pas seulement culturel ou spirituel, mais existentiel. Ils rappellent que l'être humain n'est pas au-dessus de la nature, mais à l'intérieur d'elle, comme l'une des voix de la grande chanson cosmique. Quand cette chanson est chantée avec le corps entier, l'âme présente et les mains ouvertes, elle guérit – non comme miracle, mais comme reconnexion. Et c'est là le plus grand cadeau d'un rituel : non pas changer le monde autour, mais permettre au monde à l'intérieur de nous de s'aligner à nouveau avec le ciel, la terre, et tout ce qui vit entre eux.

Chapitre 14
Guérison Chamanique

L'âme, dans l'univers tengriste, ne tombe pas malade en silence. Quand elle se déséquilibre, elle parle – à travers le corps, l'humeur, le destin qui s'obscurcit. Pour les peuples nomades de la steppe et de la taïga, la maladie n'était pas seulement un accident physiologique, mais un signe de rupture entre l'être humain et les mondes visibles et invisibles. La guérison, par conséquent, n'était pas une opération mécanique, mais un voyage spirituel. Et le guérisseur, par excellence, était le chaman. Son tambour n'était pas un instrument de spectacle, mais le bistouri de l'âme. Ses paroles n'étaient pas des métaphores, mais des formules vivantes. Il traitait non pas les symptômes, mais les causes. Non seulement ce qui faisait mal, mais ce qui était absent. La guérison chamanique était reconnexion.

Pour comprendre pleinement comment cette guérison s'opère, il est nécessaire d'abandonner la séparation moderne entre esprit, corps et âme. Dans le tengrisme, tout est interconnecté : la santé de l'individu dépend de son alignement avec la nature, avec les ancêtres et avec les multiples âmes qui composent son existence. La maladie peut surgir de causes spirituelles diverses : perte d'âme (très fréquente), intrusion d'un esprit malveillant, rupture d'un tabou naturel, ou encore déséquilibre énergétique généré par des émotions prolongées et non digérées – comme l'envie, la peur, la rancœur. Le chaman est appelé non seulement quand tout échoue, mais quand on perçoit que le monde visible ne rend pas compte de l'explication.

    Le processus commence par l'écoute. Le chaman, lorsqu'il est consulté, ne formule pas de diagnostics au sens technique de la médecine moderne. Il observe, écoute le timbre de la voix, la manière dont les yeux bougent, ce qui est dit et, principalement, ce qui n'est pas dit. Parfois, il ne pose pas de questions. Il touche simplement son tambour, ferme les yeux et entre en syntonie avec les esprits auxiliaires. Il leur demande ce qui s'est passé. Et les esprits répondent – par des images, des sons, des sensations. En d'autres occasions, un rêve révèle l'origine de la maladie. Ou le comportement d'un animal, ou le vent qui souffle différemment ce matin-là.

    Lorsque la cause spirituelle est identifiée, le rituel de guérison est préparé. Il peut être simple ou élaboré, selon la gravité du cas. Parfois, un bain de fumée de genévrier suffit à disperser un esprit intrus. D'autres fois, il faut de longues nuits de chants, de danses, d'offrandes et d'affrontements. Dans de nombreux cas, le chaman entre en transe et voyage spirituellement jusqu'au monde souterrain, où l'âme du patient peut être prisonnière. Dans ce voyage, il négocie avec les gardiens du monde souterrain, offre des présents, chante des noms sacrés, jusqu'à libérer l'âme. Quand elle revient, le patient, auparavant apathique et distant, se réveille comme d'un long sommeil. Ouvre les yeux. Respire profondément. Pleure.

Une autre méthode courante est la succion spirituelle. Le chaman identifie le point du corps où s'est logée l'intrusion – cela peut être un sortilège, un esprit malin, ou un « objet » éthéré – et aspire avec la bouche. Puis il crache dans le feu. Le son que l'on entend en tombant peut être le signe que le mal a été brûlé. Il n'est pas rare que le chaman présente l'objet retiré : une pierre sombre, un os minuscule, un ver invisible. Le geste est symbolique, mais non moins efficace. Car le malade se sent léger. Dit que le poids est parti. Que le nœud s'est défait.

Il y a aussi les rituels de restitution d'âme. Quand une partie de l'âme se perd – que ce soit par traumatisme, frayeur ou deuil – elle peut errer, oublier de revenir. Le chaman, alors, l'appelle. Trois fois, d'une voix ferme et mélodieuse, il dit le nom de l'âme. Il lui fait signe avec des offrandes, lui rappelle qui elle est, où elle vit, qui l'aime. L'âme, sensibilisée, revient. À son retour, le regard du patient change. Il y a une étincelle qui se rallume. Les chamans disent que, lorsque l'âme revient, le corps sourit – même en silence.

Les guérisons chamaniques impliquent également des éléments naturels : pierres, plantes, eau, feu. Le chaman connaît les herbes qui nettoient, qui réchauffent, qui endorment, qui réveillent. Il sait où pousse la racine qui éloigne la peur. Il sait brûler la feuille qui chasse les mauvais vents. Mais rien n'est utilisé sans consentement spirituel. Avant de cueillir, le chaman demande la permission à la plante. Remercie. Laisse quelque chose en échange – un cheveu, un peu de lait, une pierre. La guérison, dans le tengrisme, est toujours réciproque. Rien ne se prend sans donner.

Il y a aussi les traitements avec l'eau : bains dans des rivières sacrées, immersions dans des sources spécifiques, ou même le lavage avec de l'eau consacrée par des chants. L'eau, symbole de la vie et du flux, est véhicule de purification. Elle emporte ce qui est vieux, stagnant, corrompu. Dans certaines traditions, le patient doit jeûner avant de recevoir l'eau. Dans d'autres, il doit passer par des épreuves – comme affronter l'obscurité, écouter sans parler, supporter le froid – pour démontrer à l'âme qu'il est disposé à se guérir.

Dans les cas les plus graves, la guérison dépend de tout le clan. Le chaman convoque tout le monde. Le rituel devient collectif. Tous battent des mains, entonnent des refrains, nourrissent le feu. Il ne s'agit pas seulement d'aider le malade. Il s'agit de rééquilibrer la communauté. Car la maladie d'un peut être le reflet de la maladie du tout. Et la véritable guérison est celle qui atteint tout le monde. C'est pourquoi, même aujourd'hui, de nombreux rituels sont faits en groupe. Même dans les villes, même entre inconnus. Car quand une âme se guérit, toutes se réjouissent.

Il y a des cas où la guérison ne se produit pas. L'âme est déjà prête à partir. Le chaman, alors, ne force pas. Son rôle devient autre : celui de guider. De préparer l'esprit au voyage. De garantir que le mort trouve le bon chemin. De consoler les vivants. De montrer que la mort n'est pas une fin, mais une transition. Dans de nombreux cas, la présence du chaman au moment de la mort est plus importante que tout traitement. Car il chante pour l'âme qui se détache. Et l'âme, en entendant son nom chanté, traverse avec sérénité.

À l'époque moderne, la guérison chamanique continue d'être vivante. Dans des hôpitaux alternatifs, des retraites spirituelles, des communautés indigènes urbaines. Le tambour continue de sonner. La fumée continue de monter. L'âme continue d'être appelée. Beaucoup la cherchent comme dernier espoir. D'autres, comme premier choix. Certains la considèrent comme superstition. Mais il y a aussi ceux qui témoignent de guérisons inexplicables. Qui sentent l'âme revenir. Qui voient l'éclat renaître dans les yeux. Et cela suffit.

La persistance de la guérison chamanique dans le monde contemporain révèle un besoin ancestral qui resurgit sous de nouvelles formes : celui de reconnecter l'être humain avec ce qui a été perdu — non seulement sur le plan spirituel, mais aussi sur le plan symbolique, émotionnel, relationnel. Même face à la médecine technologique, avec ses diagnostics précis et ses thérapies sophistiquées, il y a un vide qui reste intouché. La guérison chamanique ne rivalise pas avec la science ; elle agit là où les examens n'atteignent pas : sur le terrain de l'invisible, de la mémoire réduite au silence, du traumatisme qui résonne encore. Elle ne nie pas la douleur, mais l'écoute. Et en l'écoutant, elle invite l'âme à revenir à elle-même.

Cette écoute, profonde et sacrée, est peut-être le plus grand don du chaman. Il ne guérit pas par imposition, mais par présence. Sa force réside dans sa disponibilité totale au monde spirituel, et dans son habileté à déchiffrer le langage des vents, des pierres, des yeux qui souffrent en silence. La guérison qu'il offre n'est pas uniforme, ni prévisible. Chaque patient est un univers. Chaque âme, un mystère. C'est pourquoi le chaman n'applique pas de techniques — il se livre au rite comme celui qui entre dans une forêt sombre, confiant qu'il sera guidé. Et quand il revient, il apporte non seulement le soulagement, mais le sens. La douleur, même lorsqu'elle persiste, n'est plus muette. Et cela transforme.

La véritable guérison, selon le chamanisme tengriste, ne consiste pas seulement à « éliminer » la maladie, mais à restaurer le flux de la vie. Quand ce flux revient, même la mort peut être reçue avec paix. Car l'âme, alors, n'est plus perdue, ni fragmentée — elle est entière, consciente d'elle-même, connectée à la trame sacrée qui enveloppe toutes choses. Le chaman, avec son tambour et sa chanson, continue d'être le conducteur de ce retour. Et tant qu'il y aura des âmes à la recherche de leur foyer, son chemin ne cessera jamais.

Chapitre 15
Totems et Symboles

Les steppes ondulantes, les pics enneigés de l'Altaï et les vastes déserts d'Asie centrale sont des paysages où les vents anciens murmurent des secrets qui n'ont pas été oubliés, seulement endormis. Au sein de ces terres, les peuples nomades n'ont pas construit de temples de pierre, mais ont érigé leur spiritualité sur les lignes invisibles qui unissent homme, animal, ciel et terre. Et pour donner forme à cet univers spirituel, ils ont créé des symboles – images vivantes, porteuses de pouvoir. Les totems et symboles du tengrisme ne sont pas seulement des emblèmes décoratifs ou des marques tribales : ce sont des condensations de sagesse, des ponts entre les mondes, des miroirs de l'âme collective.

Le totem, dans le contexte tengriste, est plus qu'une figure sacrée. C'est un ancêtre vivant, une présence spirituelle qui guide et protège. Chaque clan, chaque tribu, chaque groupe familial pouvait avoir son animal totémique – un être avec lequel il partageait vertus, histoires, destin. Les loups, par exemple, occupent une place centrale dans de nombreux mythes fondateurs. Pour les anciens Turcs, le Bozkurt, le loup gris, était le guide ancestral qui les avait conduits à travers l'obscurité jusqu'à une nouvelle vallée d'espoir.

Le mythe d'Asena, la louve qui donna naissance à des lignées turques, est le symbole de cette union profonde entre humain et animal. Les loups n'étaient pas seulement craints ou admirés : ils étaient des frères spirituels. Quand ils hurlaient la nuit, on l'entendait comme l'appel du sang, le souvenir des origines. Un guerrier qui portait le loup sur sa bannière ou tatoué sur le corps n'imitait pas seulement son courage – il évoquait la protection de l'esprit totémique qui avait veillé sur son peuple pendant des générations. Le loup était rusé, loyal au groupe, rapide et silencieux – qualités désirées par tous ceux qui vivaient du mouvement constant et de la vigilance en terres sauvages.

D'autres totems également puissants incluaient le cerf, l'aigle, l'ours et le cheval. Le cerf, gracieux et vigilant, était vu comme messager des dieux et guide des âmes. Dans certains contes, c'est le cerf qui apparaît au chaman en rêve et le conduit à travers l'Arbre du Monde. L'aigle, avec sa vision aiguë et son vol majestueux, représentait l'esprit qui voit tout, le pont entre le haut et le bas. C'était le symbole de la connexion directe avec Tengri. L'ours, quant à lui, était la force indomptée, le gardien des forêts. Chez les peuples sibériens et altaïques, l'ours est souvent considéré comme l'ancêtre primordial, protecteur des enfants et guérisseur. Quant au cheval, compagnon inséparable du nomade, il est plus qu'une monture – c'est un médiateur entre les mondes, un transporteur d'âmes, un symbole de liberté et de fidélité.

Ces totems ne vivaient pas seulement dans les histoires : ils étaient présents sur les objets du quotidien.

Ils étaient sculptés sur les arcs des guerriers, brodés sur les manteaux cérémoniels, peints sur les tambours chamaniques. L'art chamanique, d'ailleurs, est un langage symbolique pur. Chaque trait, chaque spirale, chaque point sur le cuir du tambour représente un niveau de la réalité, une direction sacrée, un esprit gardien. Le tambour lui-même est un microcosme : son cercle représente le monde du milieu ; sa surface plane, le ciel visible ; le fond de cuir, le monde inférieur. Quand le chaman touche le tambour, il active tous les plans de l'existence.

Dans la symbologie tengriste, certains éléments visuels apparaissent de manière répétée et avec une grande force : le soleil, la lune, l'arbre et le cercle. Le soleil – Gün Ana, la Mère Soleil – est vie, chaleur, bénédiction. La lune – Ay Ata, le Père Lune – est protection nocturne, équilibre, intuition. Tous deux sont considérés comme des divinités célestes et apparaissent dans les chants, les drapeaux, les pendentifs. Le drapeau du Kirghizistan, par exemple, porte le soleil stylisé avec quarante rayons, référence directe à la cosmologie tengriste.

L'arbre du monde, présent au centre de nombreux dessins chamaniques, est l'axe qui relie les trois mondes : ses racines touchent le monde souterrain, son tronc traverse le monde du milieu, et sa cime atteint le ciel. Le cercle, enfin, représente la totalité, le cycle de la vie, l'éternité du ciel. C'est un symbole récurrent dans les ornements des yourtes, des tambours et des bijoux.

La lucarne ronde au sommet des tentes – le *töönö* mongol – est un symbole en soi. C'est par là que monte la fumée du feu sacré. C'est par là qu'on aperçoit le ciel. C'est par là qu'entrent les esprits. Le *töönö* est la pupille de la maison, l'œil qui connecte le foyer au firmament. Pendant les rituels, le chaman le regarde lorsqu'il cherche des signes du ciel. Certaines traditions disent que les âmes des morts sortent par là pour atteindre le monde céleste. C'est pourquoi on ne couvre jamais le *töönö* à certains moments de la journée.

Avec la renaissance moderne du tengrisme, de nouveaux symboles ont commencé à être créés, basés sur les traditions anciennes. L'un des plus répandus est l'emblème qui unit l'écriture runique pour « Tengri », le dessin de l'ouverture de la yourte et la forme du tambour chamanique. Ce symbole triple apparaît sur des amulettes, des tatouages et des drapeaux de mouvements tengristes contemporains. Il résume, en une seule image, les trois piliers de la spiritualité ancestrale : le ciel, la maison et le chemin spirituel.

Les couleurs ont également une signification profonde. Le bleu – en particulier le bleu turquoise – est la couleur du ciel, de la sérénité, de la vérité. Il était utilisé sur les écharpes des chamans, les drapeaux tribaux, les vêtements cérémoniels. Il est courant de voir des foulards bleus attachés aux arbres sacrés ou sur les ovoos. Le blanc représente la pureté, la bienveillance, les esprits lumineux – les appelés « Tengri blancs ». Quant au noir, il est associé aux « Tengri noirs », esprits sévères ou du monde souterrain, qui sont également respectés, bien que craints. Le rouge peut représenter la vie, le sang, la force vitale. Chaque couleur, dans chaque contexte, est une prière silencieuse.

Certains objets sont devenus des symboles vivants. Le tambour du chaman, par exemple, est un autel portable. Le bâton avec des cloches, utilisé pour éloigner les esprits négatifs. Le miroir attaché au vêtement – non par vanité, mais comme protection magique. Les amulettes avec des yeux d'animaux, des pierres spécifiques, des os sculptés – tout cela sont des fragments d'un alphabet spirituel qui résiste depuis des millénaires. Un symbole, pour le tengrisme, n'est pas chose morte : c'est un esprit condensé. Un loup en bois peut contenir la mémoire de tout un clan. Une aigle dessinée sur un bouclier peut évoquer le courage des générations passées.

La transmission de ces symboles se fait de manière orale et visuelle. Les enfants apprennent leurs formes, leurs histoires et leurs usages dès leur plus jeune âge. Il n'y a pas besoin de livres : la connaissance est dans les chants, les ornements, les mains des plus âgés. En brodant une cape avec le symbole du soleil, une grand-mère enseigne sur la lumière qui ne cesse jamais. En taillant un cerf sur un bâton, un grand-père rappelle que l'esprit chemine avec son petit-fils. C'est ainsi que le symbolisme ne se perd pas. Il vit. Il circule. Il renaît.

Même de nos jours, dans des contextes urbains, ces symboles trouvent leur place. Des jeunes Turcs se tatouent le symbole de Tengri sur les bras. Des Mongols accrochent des miniatures d'ovoo au rétroviseur de leur voiture. Lors de cérémonies contemporaines, de nouveaux objets sont consacrés comme totémiques : appareils photo pour les chamans modernes qui enregistrent l'invisible ; microphones utilisés dans des rituels transmis en direct sur internet. Le symbole s'adapte, sans perdre son âme. Car ce qui le rend sacré, ce n'est pas la forme externe, mais l'intention et la révérence qui l'animent.

Les totems et symboles du tengrisme ne sont donc pas des ornements d'un passé lointain. Ce sont des chemins vers l'invisible. Des ponts entre l'ancestral et le contemporain. Des rappels qu'il existe un ordre plus grand, une présence qui observe, un sens qui échappe à la logique froide. En des temps de perte de mémoire, ils sont des racines. En des temps de confusion, ils sont des boussoles. En des temps d'exil intérieur, ils sont un foyer.

Cette puissance symbolique ne se limite pas à représenter le sacré ; elle le convoque, le rend présent. Chaque totem, chaque trait, chaque couleur éveille chez l'individu et dans la communauté une mémoire endormie, un appel à quelque chose qui dépasse l'immédiat. Les symboles tengristes ne sont pas passifs – ils agissent, ouvrent des portails intérieurs, réorganisent le monde intime. En observant la figure d'un loup sculpté, on ne fait pas que voir de l'art : on touche, avec les yeux, l'esprit qui protège, le récit qui soutient, l'identité qui ancre. Ainsi, le symbole cesse d'être seulement image et devient expérience, une manière de participer à la réalité invisible.

Cette participation n'est pas abstraite. Elle se déroule dans les gestes quotidiens, les choix, les alliances spirituelles que chacun établit en portant ou en évoquant un symbole. Choisir de porter le bleu du ciel ou le miroir du chaman, c'est aussi adopter une posture face au monde – de quête, d'écoute, de responsabilité. Les symboles façonnent l'action, car ils rappellent au porteur qui il est et à quelle lignée de sagesse il appartient. Ce sont des formes qui éduquent silencieusement, qui murmurent au quotidien : « souviens-toi de ce qui t'habite ». Et, en ce sens, les totems ne sont pas seulement à l'extérieur – ils sont à l'intérieur, latents, prêts à être éveillés.

C'est pourquoi, même à une époque où tout semble jetable et éphémère, les symboles tengristes restent vivants. Ils résistent parce qu'ils parlent directement à l'âme, sans avoir besoin de traduction. Leur force réside dans la simplicité qui traverse le temps, dans la beauté qui résonne encore dans les mains de celui qui dessine, brode ou érige un ovoo au sommet d'une colline. Chaque symbole est une invitation aux retrouvailles – avec les ancêtres, avec la nature, avec son propre esprit. Et là où il y a retrouvailles, il y a chemin. Et là où il y a chemin, même dans le plus aride des paysages, l'âme trouve sa direction.

Chapitre 16
Lieux Sacrés

Dans un monde où le paysage est plus qu'une toile de fond, où chaque sommet abrite un esprit, chaque rivière a une voix, et chaque clairière cache une présence, le concept de lieu sacré acquiert une densité qui va au-delà de la métaphore. Dans le tengrisme, les lieux ne sont pas seulement des espaces géographiques – ce sont des êtres. Des êtres anciens, conscients, qui respirent et observent. Chaque mont, chaque source, chaque arbre singulier est une entité vivante qui participe au réseau spirituel reliant le Ciel, la Terre et l'être humain. Les lieux sacrés ne sont pas élus arbitrairement : ils se révèlent. Et les anciens savaient les écouter.

Ce qui définit la sacralité d'un lieu, alors, n'est pas la construction humaine qui s'y trouve, mais sa nature intrinsèque. Un mont solitaire à l'horizon peut devenir le point où le ciel touche la terre. Une source limpide peut être la bouche par où la Mère Terre murmure. Et quand les hommes reconnaissent ces points, ils ne les dominent pas – ils les vénèrent. Le respect ne s'exprime pas par la destruction ou l'exploitation, mais par le silence, l'offrande et la présence attentive.

En Mongolie, l'une de ces montagnes sacrées est Burkhan Khaldun, située dans la province de Khentii. Son nom, qui peut être traduit par « Montagne Sacrée du Dieu », est entrelacé avec l'histoire la plus symbolique du peuple mongol : Gengis Khan, selon les légendes, y est né et y a prié d'innombrables fois. Il aurait lui-même déclaré la montagne gardienne de sa lignée et y aurait demandé l'aide de Tengri avant ses grandes campagnes. Depuis lors, Burkhan Khaldun n'est pas seulement un repère géographique, mais un pilier spirituel. Les Mongols gravissent encore aujourd'hui ses flancs en pèlerinage, non à des fins touristiques, mais pour écouter les échos des ancêtres et rendre hommage au Ciel.

Un autre sommet vénéré est le Khan Tengri, situé entre le Kazakhstan et le Kirghizistan. Son nom dénonce déjà sa nature : « Khan du Ciel » ou « Seigneur Céleste ». Il s'agit de l'une des plus hautes montagnes de la chaîne du Tian Shan et, par sa forme pyramidale parfaite et ses neiges éternelles, elle a été identifiée depuis l'Antiquité comme la demeure d'êtres supérieurs. Les peuples qui habitaient aux alentours ne gravissaient jamais ses sommets sans but cérémoniel. Les vents y sont considérés comme des messagers. Et quand le brouillard recouvre le sommet, on dit que Tengri est en conseil avec les esprits.

Mais les grandes montagnes ne sont pas les seules à posséder une sacralité. Beaucoup de lieux sacrés sont modestes en apparence : un arbre qui a poussé isolé au milieu de la steppe, une grotte cachée entre les rochers, un lac circulaire aux eaux immobiles. Ce qui les rend spéciaux, ce ne sont pas leur imposance, mais les signes. La présence d'animaux qui ne se montrent pas ailleurs. Le comportement anormal du vent. La sensation que quelque chose là observe, teste, attend.

Pour marquer ces points de pouvoir, les peuples nomades ont créé les *ovoo* (en mongol) ou *oboo* (en turc). Il s'agit de monticules de pierres ou de bois érigés à des points spécifiques – sommets de collines, passages entre montagnes, croisements de chemins. Chaque ovoo est un autel à ciel ouvert. On y dépose des offrandes : pierres apportées de loin, morceaux de tissu bleu turquoise, bouteilles de vodka ou de lait, pièces de monnaie, petites sculptures. En passant devant un ovoo, les voyageurs s'arrêtent, font trois fois le tour dans le sens horaire et font leur prière. C'est un geste de continuité spirituelle : que le voyage physique est aussi un voyage cosmique.

Les ovoos ne sont pas de simples monuments. Ce sont des portails. Là, les prières montent. Là, les esprits descendent. Pendant les rituels, le chaman peut convoquer les ancêtres pour qu'ils « s'assoient » sur l'ovoo et écoutent le clan. Certaines familles ont leur propre ovoo. D'autres partagent des ovoos tribaux. Lors des grands festivals, les ovoos sont ornés de nouveaux tissus, nettoyés des débris, et réactivés avec des chants et la fumée de genévrier. Il y a des ovoos si anciens que leurs couches racontent l'histoire même de la tribu – chaque pierre, une génération ; chaque lien, une promesse faite au Ciel.

Les sources d'eau sont également profondément respectées. Les sources et les rivières ne sont pas de simples ressources – ce sont des êtres. Chaque source a son esprit, son *iye*. L'offenser – en y urinant, en y jetant des ordures, en détournant l'eau sans permission – est considéré comme une faute gravissime. Les chamans vont parfois jusqu'à ces eaux pour recevoir des visions. Et avant les grandes décisions, beaucoup s'y plongent ou boivent de ces sources, demandant clarté et bénédiction. Il y a des sources spécifiques pour la fertilité, d'autres pour la guérison, d'autres pour l'inspiration poétique. Dans certaines vallées, il y a des pierres qui « pleurent » de l'eau – et ces larmes de la terre sont vues comme les larmes de la Mère.

Les forêts abritent également des lieux sacrés. Des zones où les sons semblent s'étouffer, où la lumière pénètre différemment. Là vivent des esprits anciens, gardiens de la vie végétale et animale. Certains arbres sont considérés comme la demeure de ces êtres – en particulier les plus anciens, tortueux, solitaires. Autour d'eux, on attache des bandes de tissu, on laisse de la nourriture ou on entonne des chants. Couper un de ces arbres sans permission, c'est appeler le malheur sur soi. Dans de nombreux cas, un chaman doit intercéder pour « calmer » l'esprit offensé.

Il y a aussi les grottes et cavernes, associées au monde souterrain. Elles ne sont pas évitées par peur, mais par respect. Entrer dans une grotte, c'est traverser le ventre de la terre. Avant d'y pénétrer, il est coutume d'allumer une flamme, d'offrir du tabac ou du miel, et de demander la permission. Certaines de ces cavernes sont des lieux d'initiation chamanique. Là, l'apprenti passe des jours à jeun, écoutant ce que les pierres ont à dire. Quand il émerge, renaît, il n'est plus le même.

L'espace est également sacré dans les tentes et les foyers nomades. Le centre de la yourte – où se trouve le feu – est le cœur spirituel de la maison. Autour de lui s'organise non seulement le mobilier, mais le flux même de la vie. C'est là que se font les prières, s'écoutent les plus âgés, s'honorent les morts. C'est pourquoi les nouveau-nés sont présentés au feu, et les moribonds sont placés près de lui. Le feu est témoin de tout.

Avec la modernité et l'urbanisation, beaucoup de ces lieux sacrés ont été menacés, oubliés ou altérés. Mais la renaissance du tengrisme a entraîné un mouvement contraire : celui de redécouvrir, restaurer et reconsacrer ces lieux. Des pèlerinages ont été organisés vers d'anciens sanctuaires. Des groupes spirituels reconstruisent des ovoos détruits. Des chercheurs identifient des monts mentionnés dans les légendes et les rendent au peuple. Il y a une géographie spirituelle qui se reconstruit, pierre par pierre.

Même celui qui vit loin des steppes peut créer un lieu sacré. Un coin dans le jardin où l'on plante quelque chose avec intention. Une pierre rapportée d'une montagne qui résonne quelque chose de profond. Un autel improvisé avec des symboles qui relient au Ciel. Le lieu sacré est moins une question de localisation sur la carte, et plus de ce que l'on y ressent. C'est là où le cœur se tait, où l'âme écoute, où le temps change.

Les lieux sacrés ne sont donc pas seulement des héritages du paysage ancestral – ce sont des territoires vivants qui continuent de palpiter dans la mémoire spirituelle de ceux qui savent encore écouter la terre. En étant visités avec révérence, ces lieux n'offrent pas seulement visions et bénédictions : ils rappellent à l'être humain son rôle au sein de l'ordre du monde. Chaque ovoo reconstruit, chaque source respectée, chaque pierre offerte est un lien renoué dans la chaîne subtile entre le visible et l'invisible. La sacralité ne réside pas dans l'espace physique en soi, mais dans la manière dont l'être humain se place devant lui : avec humilité, avec écoute, avec réciprocité.

Cette relation entre lieu et esprit transforme l'expérience de la géographie en quelque chose de profondément éthique. Être dans un lieu sacré, c'est aussi être observé par lui. Le voyageur, le pèlerin ou même le résident ordinaire devient partie du rite, partie du paysage vivant. En reconnaissant que le mont, la rivière ou l'arbre ont aussi mémoire et présence, la logique de possession se dissout et celle de la coexistence s'affirme. Dans le monde tengriste, marcher sur la terre, c'est marcher parmi des consciences. Et c'est pourquoi chaque pas doit être fait avec respect. Le territoire n'est pas inerte – il est interlocuteur.

C'est cette écoute restaurée qui permet aux lieux sacrés de continuer d'exister, même hors de leur terre natale. Un balcon silencieux peut devenir un point de reconnexion. Une pierre rapportée avec soin peut servir d'ancre à l'esprit. En temps de dispersion et d'exil intérieur, créer et reconnaître des lieux sacrés est un acte de guérison. Un geste de mémoire. Car là où il y a une intention véritable, où il y a un silence attentif et une présence vivante, là aussi habite le sacré. Et, une fois trouvé, ce lieu ne s'oublie plus – il demeure, en attente, comme un vieil ami qui n'a jamais cessé d'appeler.

Chapitre 17
Syncrétisme Bouddhiste

Le ciel bleu qui couvre la Mongolie a vu plus que des nuages passagers et des troupeaux en mouvement. Il a vu la fusion silencieuse de mondes religieux, la rencontre d'anciens chamans avec de nouveaux lamas, les esprits de la steppe s'asseoir côte à côte avec les bodhisattvas de l'Himalaya. Cette rencontre ne fut pas une collision, mais un entrelacement. Le syncrétisme entre le tengrisme et le bouddhisme lamaïste n'a pas dissous une foi dans l'autre – il a créé une tapisserie spirituelle où les fils chamaniques et bouddhistes se sont entrecroisés, chacun conservant sa couleur, mais composant un tissu commun.

Lorsque le bouddhisme arriva en Mongolie au XVIe siècle, apporté par l'influence tibétaine et renforcé par la politique de pacification interne, il trouva un terrain fertile, mais déjà habité par une religion ancestrale puissante. Les Mongols n'étaient pas étrangers à l'idée d'un Ciel Suprême, d'esprits invisibles, de pèlerinages sacrés. Le tengrisme était ancré non seulement dans les pratiques rituelles, mais dans la cosmovision, les histoires racontées autour du feu, les décisions des khans. Par conséquent, le bouddhisme ne s'imposa pas par la force, mais par le dialogue, souvent médiatisé par des figures hybrides – des chamans qui étaient aussi des moines, des lamas qui respectaient les ovoos.

Ce processus donna naissance à ce qu'on appelle le « chamanisme jaune », une pratique religieuse qui mélangeait préceptes bouddhistes et rites chamaniques traditionnels. La couleur jaune, symbole du bouddhisme tibétain, teinta de nombreux aspects de la vie spirituelle mongole, mais sans effacer le bleu céleste de Tengri. De nombreuses cérémonies inclurent désormais à la fois la récitation de mantras et l'utilisation du tambour chamanique. Les esprits de la nature continuèrent d'être invoqués, mais leurs noms se transformèrent parfois en épithètes bouddhistes. Les offrandes aux ancêtres persistèrent, mais furent accompagnées d'encens et d'images de déités bouddhistes.

Cette coexistence fut facilitée par une perception mongole très particulière : pour de nombreux pratiquants, il n'y avait pas de conflit entre croire en Tengri et révérer Bouddha. L'un était le Ciel Éternel, principe cosmique omniprésent ; l'autre, un maître illuminé qui enseignait le chemin de la libération. Le Ciel n'excluait pas le Bouddha. Au contraire, il lui faisait de la place. Ainsi, la spiritualité populaire se modela à l'idée qu'il existe de multiples chemins sous le même ciel – et que tous les êtres illuminés, qu'ils soient chamans ou bouddhas, servent en dernière instance l'harmonie cosmique désirée par Tengri.

La figure de Gengis Khan fut l'un des points centraux de ce syncrétisme. Déjà vénéré comme ancêtre et héros spirituel par les tengristes, il fut réinterprété au sein de la tradition bouddhiste comme une sorte de *dharmapala* – un protecteur du dharma, une force qui, bien que guerrière, était alignée sur l'ordre cosmique. Il existe des registres de temples où Gengis est représenté aux côtés de déités bouddhistes, recevant des offrandes comme un esprit ancestral élevé. Dans les récits populaires, il est vu comme quelqu'un qui a agi avec la bénédiction du Ciel Éternel, mais aussi avec la sagesse d'un bodhisattva guerrier.

Ce mélange prit forme non seulement dans les rituels, mais aussi dans l'art sacré. Des thangkas peintes dans le style tibétain inclurent des éléments chamaniques – arbres du monde, animaux totémiques, monts sacrés. Certaines représentations de déités bouddhistes furent réinterprétées de manière chamanique : Tara Verte, par exemple, fut associée à la déesse Umay ; Padmasambhava, maître tantrique, était vu comme un « chaman illuminé » qui dominait les esprits. Cette réinterprétation ne fut pas imposée par des doctrines, mais jaillit de l'expérience vécue du peuple, de la nécessité de donner un sens au nouveau sans abandonner l'ancien.

Dans le domaine rituel, le syncrétisme produisit des formules fascinantes. Un ovoo pouvait être consacré avec des prières bouddhistes, mais recevoir des offrandes chamaniques – lait, pierres, tissus colorés. Les lamas récitaient des sutras lors d'événements qui commençaient par des invocations aux ancêtres. En certaines occasions, les lamas eux-mêmes consultaient des chamans pour des diagnostics spirituels ou des guérisons. Il y avait une sorte de reconnaissance mutuelle : le chaman faisait la médiation avec les esprits, le lama avec les textes et les préceptes. Tous deux traitaient de l'invisible, chacun à sa manière.

À l'intérieur de la Mongolie, loin des centres urbains, de nombreuses familles maintinrent une spiritualité duale. Elles visitaient les monastères bouddhistes pour recevoir des bénédictions, mais appelaient encore des chamans pour des rites de guérison ou de protection de la maison. Pendant des générations, le bouddhisme et le tengrisme coexistèrent sur les autels domestiques : une statue de Bouddha à côté d'un tambour chamanique ; un chapelet de prière près d'un talisman fait d'os ou de pierre. On ne voyait pas d'incohérence en cela – on y voyait une continuité.

Il y eut, naturellement, des tensions. Certains lamas cherchèrent à effacer les pratiques chamaniques, les qualifiant de superstition. Il y eut des tentatives de « purification » de la foi, surtout pendant les périodes de plus grande institutionnalisation du bouddhisme. Mais le tengrisme survécut dans les interlignes, les gestes quotidiens, les prières murmurées à voix basse. Et en temps de répression politique – comme sous le régime communiste – ce fut souvent le chamanisme qui maintint vivante la spiritualité populaire, caché dans les chansons, les légendes, les pratiques déguisées en tradition familiale.

Aujourd'hui, avec la renaissance des traditions spirituelles en Mongolie et dans d'autres régions d'Asie centrale, ce syncrétisme est vu sous un nouveau jour. Pour de nombreux jeunes Mongols, pratiquer le tengrisme ne signifie pas rejeter le bouddhisme – cela signifie récupérer une partie oubliée de leur identité. Lors des festivals modernes, il est courant de voir des cérémonies qui combinent des éléments des deux traditions. Il existe même des initiatives interspirituelles qui cherchent à raviver le « chamanisme jaune » avec une conscience contemporaine, unissant pratiques ancestrales et valeurs modernes de respect de la diversité spirituelle.

Dans le domaine académique, des chercheurs comme Baatarjav, Nyam-Osor et d'autres ont étudié l'interface entre tengrisme et bouddhisme, montrant comment le syncrétisme a façonné non seulement les rituels, mais aussi les cosmovisions, les formes de gouvernement et l'éthique quotidienne. On a découvert que de nombreux enseignements moraux traditionnels – comme le respect des anciens, la compassion envers les animaux, la quête d'équilibre – sont soutenus par cette rencontre religieuse et non par l'imposition d'une unique doctrine.

Ce syncrétisme est donc plus qu'une fusion religieuse. C'est une réponse adaptative, une forme de survie culturelle. C'est la preuve qu'une tradition vivante ne se brise pas face au nouveau – elle se plie, se modèle, incorpore, transforme. Le tengrisme, avec sa flexibilité spirituelle, a permis au bouddhisme de fleurir sans anéantir les racines ancestrales. Et le bouddhisme, avec sa profondeur philosophique, a offert au tengrisme un nouveau langage pour s'exprimer.

La survie symbiotique entre tengrisme et bouddhisme en Mongolie révèle également une vérité plus large sur la spiritualité humaine : la foi n'est pas une entité fixe, mais un organisme vivant qui respire au rythme des transformations culturelles. Dans le paysage mongol, cette spiritualité malléable a généré non seulement des pratiques religieuses, mais aussi des manières d'être au monde. Les enfants qui grandissaient en écoutant des histoires sur les esprits ancestraux apprenaient aussi les mérites de la compassion bouddhiste. Les rituels de guérison ne se limitaient pas au corps, mais atteignaient l'âme, par le biais de symboles qui traversaient les frontières entre ciel et enseignement, entre tambour et sutra, entre fumée et illumination.

De plus, le syncrétisme mongol a rompu avec la vision binaire du sacré comme quelque chose d'exclusif ou de hiérarchisé. Au lieu de créer une nouvelle orthodoxie, il a permis une coexistence multiple, où la force du tambour chamanique résonnait sans contredire le silence méditatif des monastères. Cela a généré une religiosité qui ne se fermait pas sur des dogmes, mais s'ouvrait en couches, s'adaptant aux saisons de la vie et aux exigences de l'esprit. Même ceux qui se rapprochaient davantage du bouddhisme philosophique portaient, souvent inconsciemment, les gestes archaïques du tengrisme – comme la révérence aux montagnes, les rituels avec le lait, le respect du cycle de la nature. Chaque geste était un pont entre les mondes.

Ce qui demeure, plus que toute doctrine, c'est la capacité du peuple mongol à préserver le sens dans les plis de l'histoire. Entre les vents de la steppe et le silence des monastères, entre le feu du tambour et l'éclat des roues de prière, s'est créée une spiritualité tissée de continuité et de transformation. C'est là l'héritage invisible du syncrétisme : non la fusion qui efface les marges, mais l'entrelacement qui les respecte. Un fil ancien qui continue de palpiter sous de nouvelles formes, rappelant que l'âme d'un peuple, tout comme le ciel bleu de sa terre, est assez vaste pour accueillir de nombreuses lumières.

Chapitre 18
Résistance Ancestrale

Les nuages passagers de la steppe transportent plus que du vent et de la poussière : ils portent en eux des mémoires ancestrales, des échos de prières murmurées contre l'oubli. Le tengrisme, persécuté, recouvert par les voiles d'autres religions et effacé des livres officiels, n'a pas disparu. Il s'est caché. Il a abandonné les centres et s'est retiré dans les vallées profondes de l'âme nomade. Il a traversé les siècles en silence, voilé par les chants que les chamans enseignaient à leurs petits-enfants avant de mourir, préservé dans les gestes simples comme jeter du lait au ciel ou allumer le feu du foyer avec révérence. Telle fut la résistance de ceux qui refusèrent d'oublier qui ils étaient, même s'ils ne pouvaient plus dire leur nom à voix haute.

Dans le nord de la Mongolie, où les vents sifflent entre les collines et le bétail marche librement sous le bleu profond, est apparu ce que les chercheurs appellent le « chamanisme noir ». Différent du « chamanisme jaune », imprégné de l'influence bouddhiste, le noir gardait ce qui était antérieur, ce qui était pur. Ses pratiquants, généralement des chasseurs, des bergers et des familles éloignées des villes, maintenaient vivants les anciens rites en secret. C'était un savoir transmis de bouche à oreille, sans documents, sans moines, sans temples. La connaissance était dans les os, les rêves, les chants de l'aube. Et ainsi, pendant des siècles, ces groupes ont soutenu la spiritualité de la steppe contre les marées civilisatrices qui tentaient de la noyer.

Mais la Mongolie ne fut pas le seul théâtre de cette résistance. En Sibérie, la brutalité de l'empire tsariste puis la terreur systématique de l'ère soviétique firent du tengrisme une pratique clandestine. Des peuples comme les Iakoutes, les Bouriates, les Touvains et d'autres cachèrent leur foi sous des symboles chrétiens, adoptant des saints qui correspondaient secrètement à d'anciens dieux ou esprits. Quand les missionnaires demandaient qui était cet esprit qu'ils protégeaient, ils répondaient par un nom acceptable pour l'Église orthodoxe. Mais dans leurs cœurs, ils savaient qu'il s'agissait d'Ayı, ou de l'esprit de la forêt, ou de l'âme du grand-père devenu ours après sa mort. Ce camouflage spirituel n'effaça pas le culte – il le revêtit simplement de nouveaux habits.

Durant les années les plus sombres du régime soviétique, dans les années 1930, le tengrisme fut durement persécuté. Des chamans furent capturés, torturés, envoyés dans des camps de travail. Leurs tambours, considérés comme instruments de superstition et de subversion, furent brûlés sur les places publiques. Ceux qui survécurent apprirent à se taire. Mais tous ne se turent pas complètement. Dans des cabanes en bois, au bord de rivières gelées, on dansait encore autour du feu, on racontait encore l'histoire de l'Arbre du Monde, on enseignait encore aux garçons que le ciel n'est pas seulement le ciel, mais un père invisible qui voit tout. La répression communiste fut violente, mais pas omnipotente. Des femmes âgées gardèrent les prières dans des berceuses. Des jeunes hommes écoutaient les murmures des étoiles en chevauchant seuls à travers les plaines. Même lorsqu'il n'y avait plus moyen de réaliser les rituels ouvertement, l'esprit de résistance demeurait dans la langue, les symboles, les contes qui n'ont jamais cessé d'être racontés. Telle est la nature du tengrisme : il s'enracine, n'a pas besoin d'autels ni de doctrines. Il est dans les os de la terre et le souffle du peuple.

Dans le sud de l'empire, chez les Kazakhs et les Kirghizes, l'islam s'étendit, apportant avec lui le livre, la mosquée, la loi. Mais il n'emporta pas les anciens rituels. Ils se transformèrent seulement. Le sacrifice d'animaux perdura, mais prit le nom d'offrande islamique. Les sanctuaires tribaux continuèrent d'être visités, désormais sous le nom de « mazar ». La lignée des ancêtres était vénérée non plus comme partie du tengrisme, mais comme une tradition culturelle respectable. Le pont fut le soufisme – un islam mystique, ouvert à l'extase, à la vision directe, à la révérence poétique envers le divin. Là, Tengri et Allah purent coexister un temps. Des hommes comme Ahmad Yasawi apportèrent cette fusion à la lumière, utilisant des termes nomades et des images de la steppe pour parler de Dieu. Les fils du ciel bleu se mirent à prononcer le nom du Prophète, mais levaient encore les yeux vers la même immensité silencieuse où ils avaient toujours cherché orientation.

Dans l'épopée des Kirghizes, appelée « Manas », on note l'entrelacement. On parle d'Allah, certes. Mais les héros conversent encore avec les esprits, reçoivent encore des visions, vivent encore selon les présages des animaux et des rêves. La présence de Tengri n'est pas effacée – elle est seulement renommée. Dans les interlignes, le vieux ciel demeure.

Cela montre que la résistance ne fut pas toujours combative, parfois elle fut stratégique. Le tengrisme sut survivre comme une eau souterraine, se détournant des obstacles, s'infiltrant sous les fondations des religions dominantes, attendant le moment de resurgir. Et ce moment arriva. À la fin du XXe siècle, après l'effondrement de l'URSS, ce qui était caché commença à émerger avec une force inattendue. Les survivants – descendants des chamans assassinés, petits-enfants des vieillards qui jetaient encore du lait au ciel en secret – commencèrent à s'organiser. Ils se réunirent sur les places, fondèrent des centres spirituels, reconstruisirent les ovoos détruits. La honte céda la place à la fierté. Ce qui, pendant des décennies, fut motif de persécution devint drapeau identitaire. À Oulan-Bator, capitale de la Mongolie, des chamans se mirent à recevoir des gens publiquement. À Touva, les chants gutturaux résonnèrent à nouveau dans les festivals. En Iakoutie, les rituels du solstice acquirent le statut de célébrations culturelles officielles.

Mais ce ne fut pas un retour simple. La longue répression laissa des marques profondes. De nombreux rituels furent partiellement oubliés, et il fallut une reconstruction basée sur des fragments, des légendes,

des observations anthropologiques. L'authenticité fut mise en question : qu'est-ce qui est tradition et qu'est-ce qui est reconstruction ? Pour certains, cela importe peu. L'important est que l'esprit ancestral soit vivant, même sous de nouvelles formes. Pour d'autres, il est nécessaire de distinguer ce qui est ancien de ce qui est invention moderne. Au milieu de ce débat, le tengrisme contemporain se forme – hybride, mutant, mais toujours porteur d'une flamme ancienne qui a refusé de s'éteindre.

Cette flamme ne brûle pas seulement dans les steppes. Aujourd'hui, elle allume des cœurs dans les centres urbains, chez des jeunes qui n'ont jamais connu le nomadisme, mais ressentent au fond d'eux un appel qui ne vient ni des livres ni des églises. Un appel qui vient du ciel ouvert, du souvenir diffus qu'un jour leurs ancêtres chevauchaient libres sous des étoiles immenses, ne répondant qu'au Ciel Éternel. C'est ce sentiment – de liberté, d'appartenance cosmique, de dignité spirituelle – qui les pousse à reprendre des rituels, à chanter d'anciens noms, à demander aux grands-mères ce qui n'a jamais été dit.

Cette résistance ancestrale n'est donc pas seulement une réaction au passé oppresseur. C'est aussi une proposition pour l'avenir. Elle montre qu'il existe des formes de vie qui ne se plient pas au temps. Que la foi n'a pas besoin de temples ni de dogmes – il suffit d'un tambour, d'une pierre empilée avec respect, d'un souffle lancé au vent avec sincérité. Le tengrisme a survécu parce que son essence est dans l'invisible, le non-dit, le transmis par gestes et silences. Il a survécu parce qu'il est dans le sang de ceux qui n'ont jamais cessé d'écouter le ciel.

Ces dernières années, cette redécouverte spirituelle s'est manifestée non seulement comme un retour au sacré, mais aussi comme une critique voilée de l'homogénéisation culturelle imposée par la modernité. À une époque de consommation rapide et de spiritualité en conserve, la résurgence du tengrisme offre une alternative radicalement enracinée : vivre en harmonie avec les cycles de la terre, honorer les morts avec silence et feu, accepter que l'invisible fait aussi partie du réel. Pour de nombreux jeunes, retrouver l'esprit de Tengri, c'est aussi refuser la logique des grandes religions centralisées, et miser sur une spiritualité vécue dans le corps, le paysage, la mémoire collective d'un peuple qui ne s'est jamais complètement agenouillé.

Cette spiritualité reconstruite — parfois fragmentée, parfois réinventée — ne cherche pas seulement à restaurer le passé, mais à créer de nouvelles formes d'appartenance. Chez les peuples des steppes et des montagnes, émergent des réseaux de connexion spirituelle qui mêlent traditions orales et technologies modernes, appels ancestraux et langages actuels. La résistance, désormais, se fait aussi par le biais de documentaires, de festivals interculturels, d'art contemporain et de musiques qui font résonner d'anciens tambours sur des scènes urbaines. Ce mouvement n'est pas une tentative de retour à ce qui fut, mais de continuation. Une continuité réinventée, sans peur de la contradiction, mais fidèle à la pulsation ancienne qui résonne encore dans les vents du nord.

Et c'est peut-être là la plus grande victoire de ceux qui ont résisté en silence : voir leur héritage fleurir, non comme pièce de musée, mais comme force vive. Le tengrisme n'a pas eu besoin de gagner des guerres ni d'écrire des écritures sacrées. Il lui a suffi de demeurer — en secret, dans les gestes, dans les cendres du foyer. Et maintenant, les yeux tournés vers le ciel, une nouvelle génération écoute à nouveau l'appel de l'invisible, non comme nostalgie, mais comme direction. Car là où il y aura respect de la terre, écoute des ancêtres et révérence au ciel, là l'esprit de Tengri ne sera jamais mort.

Chapitre 19
Tengri et Islam

Entre les ciels ouverts des steppes et les minarets des mosquées qui se dressent à l'horizon, il fut un temps où deux mondes spirituels se rencontrèrent. D'un côté, l'ancien tengrisme – culte du Ciel Éternel, des esprits de la nature, des ancêtres. De l'autre, l'Islam – avec son Dieu unique, ses révélations écrites et ses rituels définis. Cette convergence ne s'est pas produite par imposition abrupte ni par conversion forcée en masse, mais par un processus subtil et continu de syncrétisme, où les concepts du ciel bleu et du Dieu invisible ont commencé à se refléter l'un dans l'autre.

Le cœur spirituel des peuples turcs, pendant des siècles, fut ancré dans l'idée de Tengri. Le Ciel, avec son immensité silencieuse et sa justice invisible, était plus qu'une divinité – c'était le principe organisateur du cosmos, le père qui voyait tout. Lorsque les premiers missionnaires musulmans arrivèrent dans les régions des steppes entre les VIIIe et Xe siècles, ils trouvèrent des tribus qui croyaient déjà en un unique Dieu céleste, bien qu'avec des pratiques polythéistes associées aux esprits de la terre et aux ancêtres. Cela facilita un dialogue religieux qui, au lieu de détruire les anciennes croyances, commença à les assimiler sous de nouveaux noms.

Les soufis, en particulier, furent fondamentaux dans cette rencontre. Des hommes comme Ahmad Yasawi, poète, mystique et prédicateur du XIIe siècle, parlèrent d'Allah avec le langage des nomades. Dans ses vers, Allah est à la fois le Créateur et le Ciel, source de lumière et destin. Yasawi utilisait des images des montagnes, des rivières, des aigles – symboles profondément tengristes – pour expliquer l'unicité de Dieu. Cette adaptation n'était pas un artifice : c'était l'expression naturelle d'un homme qui reconnaissait dans son propre cœur tant la sagesse de l'Islam que la révérence ancestrale au ciel et à la terre.

Ce n'est pas un hasard si de nombreux termes islamiques furent modelés à la ressemblance des mots autochtones. Au lieu d'« Allah », les Turcs se mirent à utiliser « Tanrı » – une traduction directe de Tengri, qui résonne encore aujourd'hui dans les langues du Kazakhstan, du Turkménistan et de la Turquie. Des expressions comme « Tanrı Türkü Korusun » (« Que Dieu protège les Turcs ») sont courantes dans des contextes nationalistes, mais portent aussi l'écho d'un passé spirituel plus ancien. Dans les prières quotidiennes, même les musulmans pratiquants peuvent se référer à Dieu avec des noms de racines tengristes, maintenant ainsi un pont invisible entre l'Islam et leur héritage pré-islamique.

Durant le Moyen Âge, des chroniqueurs et voyageurs musulmans notèrent avec perplexité et, parfois, réprobation, comment les peuples turcs combinaient dévotion islamique et coutumes ancestrales. Mahmud al-Kashgari, par exemple, écrivit que les Turcs se prosternaient devant des montagnes, des arbres et d'autres éléments naturels – pratiques qu'il considérait comme hérétiques, mais qui montraient la persistance de l'animisme tengriste même parmi les convertis. Pour les Turcs, il n'y avait pas nécessairement de contradiction : le Ciel, la Montagne, le Vent – tous étaient des expressions du même Dieu, simplement manifesté de formes distinctes.

Au cours des siècles suivants, l'Islam s'établit comme religion dominante chez les peuples turcs d'Asie centrale, mais n'effaça jamais complètement le culte du Ciel Éternel. Les tribus kazakhes, kirghizes, karakalpaks et autres maintinrent leurs ovoos, les monticules de pierres sacrées où ils faisaient des offrandes, même après la construction de mosquées. Les rites de sacrifice animal, courants dans la steppe, continuèrent d'être réalisés au nom d'Allah, mais les lieux et les formes du rituel renvoyaient encore au passé tengriste. Lors de fêtes comme le Nauryz – le Nouvel An de la steppe, célébré à l'équinoxe de printemps –, il est courant de trouver des éléments qui ne dérivent pas du Coran, mais d'anciens cultes solaires et de la fertilité. Pendant ces jours, des familles entières visitent des lieux sacrés, se lavent dans des rivières, font des offrandes à la terre et aux ancêtres, demandent des bénédictions au ciel. Beaucoup considèrent ces actions comme faisant simplement partie de la « culture nationale », mais leur racine est clairement spirituelle, née des temps où le ciel était le seul temple.

Le langage de l'Islam, avec ses références au ciel comme demeure de Dieu, facilita la fusion symbolique. Tout comme le Coran parle du Trône de Dieu au-dessus des sept couches célestes, le tengrisme décrit sept cieux où résident les esprits élevés. Tout comme l'Islam valorise le jeûne, la prière et la purification, le tengrisme enseigne la modération, la révérence et la propreté rituelle – non comme des commandements, mais comme des manières d'aligner l'être humain avec le cosmos. La correspondance entre pratiques et valeurs permit une coexistence plus fluide que ce que l'on observe entre d'autres religions rivales.

Néanmoins, il y eut des tensions. Avec l'avancée des écoles islamiques orthodoxes et des autorités religieuses organisées, surtout à partir du XVIe siècle, de nombreux éléments tengristes commencèrent à être vus comme superstition ou hérésie. Les oulémas condamnèrent la consultation des chamans, la vénération des ovoos, la croyance en de multiples âmes et la pratique de la divination – piliers centraux du tengrisme. Malgré cela, la foi populaire continua à pratiquer ces coutumes, bien que discrètement, loin des yeux des clercs.

À l'époque moderne, la résurgence du tengrisme a provoqué des réactions diverses chez les musulmans. Dans certains pays, comme le Kazakhstan et le Kirghizistan, il existe une coexistence relativement pacifique. Il est courant qu'une même personne participe à une cérémonie tengriste un week-end et aille à la mosquée le vendredi. Pour beaucoup, il ne s'agit pas de deux religions opposées, mais de deux langages spirituels complémentaires : l'une parle au ciel de l'intérieur vers l'extérieur, l'autre de l'extérieur vers l'intérieur. L'une est collective, publique et écrite ; l'autre est intime, silencieuse et basée sur l'expérience.

Sur le plan politique, des dirigeants nationalistes ont utilisé le tengrisme comme symbole identitaire, l'opposant à l'Islam comme une religion étrangère, importée du Moyen-Orient. Des figures comme Ziya Gökalp, en Turquie, et d'autres idéologues panturquistes ont tenté de ressusciter l'ancienne foi comme une marque de pureté culturelle, dans un effort pour renforcer la fierté ethnique et l'unité des peuples turcs. Cette instrumentalisation a généré des tensions avec les mouvements islamiques plus conservateurs, qui voyaient le tengrisme comme un paganisme déguisé.

Mais parmi le peuple ordinaire, la réalité est plus complexe et sereine. Le vieux ciel bleu est encore salué dans les chansons populaires. Les mères enseignent encore aux enfants qu'ils doivent respecter la nature, car « Tengri voit tout ». Les bergers font encore des offrandes de lait au sol avant de partir pour les pâturages. Et, en même temps, ils récitent les sourates du Coran et demandent la bénédiction d'Allah. Cette coexistence syncrétique est le véritable héritage de la fusion entre le tengrisme et l'Islam – non une fusion complète, mais un dialogue continu, un reflet de la manière turque de voir le monde comme un tout, non comme une dualité irréconciliable.

En regardant cette longue coexistence entre Tengri et Allah, on perçoit que l'essentiel n'a jamais été l'uniformité des croyances, mais la capacité d'un peuple à intégrer des visions sans trahir ses racines. Le Turc spirituel ne vit pas la tension d'un dilemme théologique – il vit la fluidité d'une cosmovision qui accepte que le sacré puisse parler plusieurs langues. Entre la prosternation devant le mihrab et le geste de jeter du lait au sol, il n'y a pas de conflit, il y a continuité. Le Ciel Éternel et le Dieu unique deviennent les faces d'une même quête : trouver dans l'invisible l'ordre qui régit la vie, honorer ce qui est venu avant et ce qui est encore à venir.

Cette harmonie possible défie les moules rigides des doctrines qui tentent de contrôler la foi comme on cerne le vent. Le peuple de la steppe sait que le ciel ne peut être divisé en parcelles. C'est pourquoi la spiritualité turque résiste aux simplifications et demeure vaste comme l'horizon. Même dans les sociétés urbaines contemporaines, cette manière de croire se reflète dans la façon dont le temps est marqué, dont la terre est traitée, dont les morts sont rappelés. C'est une religion des marges, qui ne rentre ni dans les temples ni dans les orthodoxies, mais qui vit – entière – dans les gestes quotidiens et les pauses silencieuses au milieu de la nature. Car, à la fin, ce qui demeure n'est pas la dispute entre croyances, mais l'écho d'un peuple qui n'a jamais cessé d'écouter le ciel. Les mots peuvent changer, les rites peuvent s'adapter, mais l'impulsion de lever les yeux en quête de sens reste la même. L'Islam a peut-être donné un nouveau nom à la foi, mais c'est l'esprit de Tengri qui a enseigné au peuple à écouter le silence entre les mots. Et c'est dans cet espace – entre le Coran et le vent de la steppe, entre la mosquée et l'ovoo – que palpite encore l'âme d'un peuple qui n'a jamais vu de contradiction à vénérer autant le ciel que le Dieu qui en parle.

Chapitre 20
Tengri et Christianisme

Lorsque les vents des steppes rencontrèrent les croix de l'Occident, un nouveau chapitre commença à s'écrire dans l'interaction entre le tengrisme et les grandes religions mondiales. Entre les sables du désert d'Asie centrale et les cloches des églises d'Europe, les chemins du Ciel Éternel et du Dieu chrétien s'entrelacèrent de manière surprenante. L'Empire mongol, avec son immensité et sa diversité, devint le théâtre de ce rapprochement improbable. Plus qu'une rencontre de croyances, il s'agit d'un exercice d'interprétation mutuelle, où les catégories de foi, de pouvoir et d'identité se réorganisèrent sous l'égide de Tengri.

Aux XIIIe et XIVe siècles, tandis que les légions mongoles s'étendaient de la Mandchourie à la Hongrie, leurs chefs firent preuve d'une flexibilité religieuse sans précédent. Cette tolérance n'était pas seulement pragmatique, mais reflétait une vision cosmogonique inclusive. Pour un Mongol traditionnel, toutes les religions parlaient de différents aspects du même Ciel suprême. Les noms changeaient, les rituels variaient, mais le principe éternel – le Ciel Bleu, omniscient et juste – était universel. Cette conviction permit à des figures comme Gengis Khan, Kubilai Khan et Hulagu Khan de dialoguer avec chrétiens, musulmans et bouddhistes sans abdiquer l'autorité conférée par Tengri.

Les relations diplomatiques avec les royaumes chrétiens, notamment avec la France, les États croisés et l'Empire byzantin, révèlent beaucoup sur cette interface religieuse. Dans les lettres envoyées par Hulagu Khan au roi Louis IX et à d'autres monarques chrétiens, le Ciel Éternel est mentionné à plusieurs reprises comme la source du pouvoir mongol. Gengis Khan lui-même était décrit comme l'élu de Tengri, le « seigneur des nations » institué par volonté divine. Dans ces missives, le Dieu chrétien n'est pas nié – il est incorporé. Jésus-Christ est appelé « Misica Tengrin », c'est-à-dire le Messie de Tengri, une incarnation du Ciel vivant. Cette appropriation symbolique ne visait pas le syncrétisme au sens moderne, mais reflétait la logique spirituelle mongole. Pour eux, le Christ était un esprit sacré envoyé par le même Ciel qui guidait les chamans des steppes. Tout comme le bouddha ou le prophète musulman, il était reconnu comme porteur d'une étincelle de l'Éternel.

Cette vision permit que le christianisme ne soit pas vu comme une hérésie, mais comme l'une des nombreuses manifestations légitimes de la volonté céleste. La foi n'était pas une compétition de doctrines, mais un réseau de chemins menant au même firmament absolu. Diverses tribus turques et mongoles adoptèrent des formes du christianisme, principalement la branche nestorienne, qui s'était répandue en Orient dès les premiers siècles de l'ère commune. Chez les Kéraïtes, les Naïmans et d'autres clans, les missionnaires chrétiens trouvèrent un terrain fertile. Mais le christianisme là-bas ne se développa pas comme en Occident. Il était teinté des couleurs locales : les symboles chrétiens étaient combinés avec des images célestes, les rites mêlés à des sacrifices traditionnels, et les saints vénérés comme des ancêtres glorifiés. La croix, dans de nombreux cas, apparaissait à côté d'amulettes de loup ou de l'Arbre du Monde.

La figure de Doquz Khatun, épouse de Hulagu Khan et chrétienne dévote, est emblématique. Elle parraina des églises, protégea des clercs et influença des décisions politiques importantes dans l'Ilkhanat perse. Cependant, même elle – comme tous les nobles mongols – reconnaissait la suprématie du Ciel Éternel. La loyauté spirituelle au tengrisme n'excluait pas la pratique d'une autre foi. Le Dieu de la Bible pouvait être vénéré, à condition de ne pas contredire la primauté de Tengri, le principe qui soutenait la légitimité du pouvoir impérial et l'ordre cosmique.

Cette vision permit une fusion symbolique : le Dieu chrétien fut traduit par « Tengri », et le Christ vu comme l'un des envoyés de ce Ciel. La terminologie mongole ne faisait pas de distinction rigide entre déité suprême et ciel physique – tous deux étaient expression du mystère. Cette plasticité sémantique facilita l'incorporation du christianisme à l'ethos nomade. Au lieu de temples monumentaux, il y avait des sanctuaires en plein air ; au lieu de liturgies formelles, des chants en l'honneur du Ciel et des ancêtres ; et à la place d'une théologie systématisée, une spiritualité expérientielle.

Les Mongols ne virent jamais le christianisme comme une menace. Contrairement à l'Islam, qui tenta parfois de s'imposer dans les régions dominées, le christianisme nestorien s'adaptait facilement aux cultures locales. Les missionnaires apprenaient les langues autochtones, respectaient les coutumes et n'exigeaient pas l'exclusivité du culte. Cela permit une coexistence pacifique entre les croyances. Il y eut des Mongols baptisés qui faisaient encore des offrandes aux ovoos, consultaient des chamans et célébraient des rituels ancestraux. Dans la mentalité des steppes, tout faisait partie du même tissu spirituel : le ciel, la croix, l'aigle et le tambour chamanique.

Sur le plan symbolique, le christianisme fournit des images et des récits qui enrichirent l'imaginaire mongol. L'histoire de la crucifixion de Jésus, par exemple, fut réinterprétée à la lumière du sacrifice rituel : le Messie qui souffre pour l'humanité rappelait le cheval blanc offert au Ciel en temps de crise. Les anges des Écritures apparaissaient comme des êtres célestes ailés, semblables aux entités spirituelles que les chamans disaient rencontrer lors des voyages visionnaires. L'Esprit Saint, comme vent divin, était associé aux manifestations de Tengri dans les tempêtes et les brises qui parlaient au cœur des nomades.

Dans les régions les plus occidentales de l'Empire mongol, comme la Crimée et le Caucase, certaines communautés mongoles et turques furent absorbées par la foi orthodoxe. Cependant, même lorsque les églises remplacèrent les champs de sacrifice, le ciel continuait d'être salué. Le culte du soleil, de la lune et des étoiles persista discrètement, camouflé dans les calendriers liturgiques et les habitudes populaires. Pendant des siècles, des familles frappaient des mains vers le ciel les matins glacés d'hiver, murmurant des prières qui n'étaient pas dans les psaumes, mais dans les vents millénaires de l'âme steppique.

La christianisation des peuples tengristes ne fut pas une conversion totale, mais une superposition symbolique. Tengri ne fut jamais banni – il acquit seulement de nouveaux noms. Dans de nombreuses régions, il survécut comme la couche profonde de la conscience spirituelle collective, même lorsque des croix furent érigées et que des cloches commencèrent à sonner. En temps de crise, on consultait encore les anciens, on allumait des feux sacrés et on cherchait, par-dessus tout, l'approbation du Ciel Bleu.

Aujourd'hui, dans des pays comme le Kazakhstan, le Kirghizistan et certaines parties de la Mongolie, des communautés chrétiennes vivent côte à côte avec des pratiquants du tengrisme revitalisé. Les symboles se croisent : il y a des croix accrochées à côté de rubans bleus sur des arbres sacrés ; il y a des églises construites à proximité d'ovoos ; il y a des chrétiens qui appellent encore Dieu Tengri, sans hésitation. Ce n'est pas hérésie – c'est mémoire. Une mémoire qui ne s'est pas effacée, mais s'est transformée, résistant au passage des siècles comme le ciel qui demeure, même quand les nuages changent de forme.

Cet entrelacement entre Tengri et le Dieu chrétien n'a pas produit une synthèse doctrinale, mais plutôt une sorte d'écho spirituel – une reconnaissance mutuelle entre deux modes distincts d'accéder au sacré. Au fond, tous deux pointaient vers une origine commune : le désir de comprendre ce qui existe au-dessus et au-delà, ce qui ordonne le monde et confère un sens à l'existence. Les nomades de la steppe voyaient dans le christianisme non pas une menace à leur foi ancestrale, mais une extension possible de celle-ci, une nouvelle histoire qui pouvait être accueillie sans renoncer au Ciel Bleu. Le Christ qui saigne pour l'humanité et le tambour qui pulse sous le ciel étaient, tous deux, des réponses distinctes à une même question millénaire.

    Cette ouverture spirituelle, si propre aux cultures steppiques, a également lancé un défi aux modèles de foi exclusifs et centralisés. Contrairement à la rigidité institutionnelle qui marquait certaines expressions chrétiennes, le tengrisme enseignait que le divin pouvait être multiple dans son apparence, bien qu'un dans son essence. C'est pourquoi, même lorsque des croix étaient plantées sur des terres de pâturage, elles n'annulaient pas les ovoos – elles s'ajoutaient simplement au paysage spirituel. La steppe est devenue un espace de résonance croisée : où le nom du Christ résonnait parmi les tambours, et le souffle de Tengri faisait encore vibrer les feuilles des arbres sacrés.

    Ce qui est resté, au-delà des ruines d'églises et des os des anciens chamans, c'est ce fil invisible qui relie ciel et croix, esprit ancestral et foi étrangère. Un héritage silencieux, fait plus de gestes que de dogmes, plus de révérence que d'imposition. Dans le regard de ceux qui lèvent encore la tête pour saluer le ciel à l'aube, il n'y a pas de contradiction – il y a souvenir. Car, indépendamment du nom donné au divin, ce qui meut le cœur humain est toujours la même chose : la quête de sens face à l'infini. Et dans cet infini, Tengri habite encore, non comme passé oublié, mais comme présence vivante sous toutes les formes de foi.

Chapitre 21
Modernité Séculière

L'aube du XXe siècle éleva un nouveau firmament sur les peuples des steppes. Cependant, cette fois, ce n'était pas Tengri qui régissait les lois du ciel, mais une idéologie qui promettait le progrès, l'égalité et la science comme uniques divinités légitimes. La modernité séculière – en particulier sous la forme du communisme soviétique et des régimes autoritaires asiatiques – fit du passé spirituel une menace à l'ordre, une superstition à éradiquer, une ombre qui empêchait l'arrivée de la « lumière rationnelle ». Contre cette nouvelle orthodoxie, le tengrisme ne mena pas une guerre frontale. Il recula. Se tut. Se cacha dans les plis de la mémoire populaire, attendant.

En République populaire de Mongolie, instituée en 1924 avec le soutien direct de Moscou, une politique systématique d'élimination des traditions spirituelles fut lancée. Bien que la cible principale ait été le bouddhisme lamaïste – avec la destruction de centaines de monastères et l'extermination de moines –, le chamanisme et le tengrisme furent également visés. Les chamans considérés comme des « charlatans » ou des « éléments réactionnaires » étaient arrêtés, internés dans des hôpitaux psychiatriques ou sommairement exécutés.

Les rituels sacrés furent considérés comme des « vestiges féodaux » et les symboles traditionnels comme des ennemis du progrès socialiste.

En URSS, le scénario était encore plus sévère. Des peuples comme les Iakoutes, les Bouriates, les Touvains et les Khakasses – tous héritiers de formes régionales du tengrisme – furent la cible de campagnes agressives d'assimilation culturelle. Les écoles enseignaient l'athéisme scientifique, les tambours chamaniques furent confisqués et brûlés, et les festivals ancestraux remplacés par des célébrations laïques et dépolitisées. La russification des noms, l'imposition de l'alphabet cyrillique et la centralisation de la vie communautaire autour des institutions étatiques diluèrent encore davantage l'identité spirituelle traditionnelle. Des familles entières se mirent à cacher leurs rites, réalisant des offrandes en secret, enterrant des objets sacrés dans le sol et feignant la conformité pour survivre.

Le communisme ne fut pas le seul vecteur de la modernité séculière. L'ascension des États-nations sur des territoires autrefois nomades apporta avec elle des idéologies développementistes qui voyaient les pratiques spirituelles indigènes comme des obstacles au progrès. Au Kazakhstan et au Kirghizistan, par exemple, la sédentarisation forcée des nomades, alliée à la scolarisation selon le modèle soviétique, produisit une rupture intergénérationnelle. Les jeunes élevés dans les villes apprenaient sur Marx, Lénine et Gagarine, mais ne connaissaient plus les noms des esprits des montagnes que leurs grands-parents craignaient encore.

Cette transition fut profonde et, à bien des égards, irréversible. La cosmovision linéaire et technique du monde moderne – basée sur l'exploitation des ressources, la rationalité instrumentale et la suprématie de la science – ne laissait pas de place à un univers animé par des esprits. La notion même de « sacré » fut ridiculisée ou réduite à la sphère privée et folklorique. Les rituels, lorsqu'ils étaient tolérés, furent transformés en attractions touristiques ou en événements culturels dépourvus de signification religieuse. Le tambour devint un accessoire. L'ovoo devint un décor pour photos. Le ciel, autrefois source d'autorité spirituelle, devint simplement l'atmosphère.

L'urbanisation accélérée joua un rôle crucial dans ce processus. Dans les métropoles en expansion, les fils des bergers se transformèrent en fonctionnaires, ingénieurs, professeurs et commerçants. Les yourtes cédèrent la place aux blocs de béton, et le feu sacré du foyer fut remplacé par le gaz de ville. La nature, qui dans le tengrisme était un temple vivant, devint un paysage lointain – vu par la fenêtre d'un bus, commenté dans des documentaires, mais rarement expérimenté comme source de connexion mystique. Le nomadisme spirituel perdit du terrain face au sédentarisme de la consommation.

Cette sécularisation forcée engendra une sorte d'exil spirituel intérieur. De nombreuses personnes, bien qu'ayant assimilé les valeurs modernes, portaient un vague sentiment de perte, de déplacement. Le ciel continuait d'être là, bleu et immense, mais ne parlait plus. La terre restait fertile, mais sa voix n'était plus entendue. Les rêves cessèrent d'être des messages des ancêtres et furent interprétés par des psychologues. Le sens collectif du monde – soutenu par des générations de rites et de mythes – fut fragmenté par une modernité qui enseignait que chacun devait trouver son propre chemin, déconnecté de la lignée et du paysage.

Dans les dernières années de l'URSS, cette absence commença à peser. Dans les années 1980, avec la crise économique et la désillusion généralisée envers le communisme, apparurent les premiers signes d'un désir de reconnexion. Même parmi les plus sécularisés, il y avait une nostalgie diffuse pour quelque chose d'« authentique », de « nôtre », d'« ancestral ». D'anciennes chansons recommencèrent à être chantées lors des fêtes de famille. Des grands-mères se mirent à raconter des mythes oubliés à leurs petits-enfants. Dans les zones rurales, des rituels domestiques – comme verser du lait au sol ou saluer le soleil levant – persistaient discrètement, presque comme des gestes automatiques, mais chargés de significations profondes. Ce résidu spirituel ne fut pas effacé. Il demeura comme une braise sous la cendre, prêt à se rallumer lorsque le vent de la liberté soufflerait à nouveau.

Avec l'effondrement de l'Union soviétique en 1991, ce vent vint enfin. Et avec lui, une quête urgente d'identité, de sens et de racines. Mais avant cela, pendant plus de soixante-dix ans, le tengrisme survécut en silence. Son langage devint souterrain. Ses signes furent codifiés dans le folklore, le gestuel, les expressions populaires. C'était une spiritualité invisible, mais non éteinte – comme le ciel lui-même, qui continue au-dessus des nuages, même quand on ne le voit pas.

La modernité séculière n'a pas seulement effacé des croyances, elle a redessiné les cartes intérieures d'appartenance et de signification. Dans les villes façonnées par le béton et l'idéologie, les liens qui unissaient autrefois l'humain au cosmos ont été remplacés par des promesses de progrès mesurable. Cependant, ce nouveau monde, bien qu'efficace, manquait d'enracinement. Le tengrisme, avec sa révérence à l'invisible et son rythme ancestral, s'est mis à habiter l'espace de l'inconscient collectif, comme un écho sourd qui s'obstinait à résonner dans les moments de silence. L'absence de rite et de mythe a produit un vide que ni les manuels scientifiques ni les slogans politiques n'ont réussi à combler entièrement.

L'exil spirituel imposé par la modernité a produit non seulement une rupture culturelle, mais un ébranlement existentiel. Ce n'était pas seulement la perte d'une croyance, mais d'une manière d'être au monde, d'interpréter les signes de la nature et ses propres sentiments. Même ceux qui ne reconnaissaient pas consciemment ce deuil portaient l'inquiétude d'une mémoire sans nom, une nostalgie qui ne pouvait être expliquée avec les termes du présent. Ainsi, le tengrisme, loin d'être seulement une tradition religieuse, en est venu à représenter une forme de résistance souterraine — une toile de significations qui, bien qu'effilochée, restait présente dans les plis du temps quotidien.

Avec la fin du régime qui chercha à réduire au silence les dieux des steppes, cette toile put enfin commencer à être reconstituée. Le ciel n'avait jamais cessé d'être là, et quand les yeux se tournèrent à nouveau vers lui, ils trouvèrent quelque chose de familier. Il ne s'agissait pas d'une restauration totale, mais d'un recommencement. Ce qui avait été caché par peur commença à être redécouvert avec désir. L'avenir, alors, commença à être rêvé non comme négation du passé, mais comme reconnexion avec ce qui avait survécu même sous les cendres de l'histoire.

Chapitre 22
Renouveau Actuel

Lorsque les chaînes de la répression idéologique se brisèrent enfin avec l'effondrement de l'Union soviétique, une ancienne chanson commença à résonner à nouveau dans les montagnes et les plaines d'Asie centrale. Ce n'était pas seulement un sauvetage folklorique. C'était la renaissance d'une voix spirituelle ancestrale qui avait été réduite au silence, mais jamais oubliée. Le tengrisme, qui pendant des décennies était resté endormi dans les ombres de la mémoire collective, émergea des cendres comme un flambeau d'identité redécouverte. Au lieu de disparaître sous le poids de la modernité, il ressurgit avec une nouvelle force, désormais embrassé par des intellectuels, des artistes, des communautés rurales et des jeunes urbains en quête d'appartenance.

Dans les années 1990 et au début des années 2000, les républiques nouvellement indépendantes d'Asie centrale traversèrent un intense processus de reconstruction nationale. Au milieu du besoin urgent de créer des symboles propres – distincts tant de l'héritage soviétique que des influences religieuses externes –, de nombreux dirigeants et mouvements culturels se tournèrent vers le passé nomade en quête de fondements authentiques. C'est dans ce contexte que le tengrisme trouva un sol fertile pour fleurir. Il n'était plus vu comme une superstition archaïque, mais comme le berceau spirituel des peuples turco-mongols, un lien qui unissait culture, territoire et cosmos.

Le Kazakhstan devint l'un des épicentres de ce mouvement. Là, des figures comme Noursoultan Nazarbaïev, premier président du pays indépendant, exaltèrent l'héritage tengriste comme un pilier de l'identité kazakhe. Bien que la neutralité religieuse de l'État fût officiellement maintenue, les symboles tengristes commencèrent à être exaltés lors de cérémonies publiques et dans des documents officiels. La couleur bleu turquoise du drapeau, les motifs solaires et les références au « Ciel Bleu » acquirent une nouvelle signification. Des intellectuels et des historiens commencèrent à réinterpréter les héros anciens comme défenseurs de la foi ancestrale et à proposer une lecture spirituelle du passé national.

Dans ce contexte, émergea Dastan Sarygulov, l'un des noms les plus éminents du renouveau tengriste. En 2005, il fonda le groupe Tengir Ordo – littéralement « Ordre de Tengri » – dans le but de promouvoir une éthique basée sur les valeurs traditionnelles et de rapprocher le peuple kirghize de sa racine spirituelle. Pour Sarygulov, le tengrisme n'était pas seulement une religion : c'était une vision du monde, une philosophie de vie profondément écologique et humaniste. Son initiative inspira d'autres organisations, et les événements publics commencèrent à incorporer des rites et des symboles qui étaient auparavant vus avec méfiance.

En Russie, la revitalisation prit également de l'ampleur, en particulier dans les républiques autonomes où les peuples autochtones maintenaient encore un lien avec les pratiques spirituelles anciennes. Touva, la Iakoutie (Sakha), la Bouriatie et la Khakassie devinrent des pôles de revalorisation du chamanisme tengriste. À Touva, par exemple, la « Fédération des Chamans de Sibérie » fut formée, réunissant des praticiens qui avaient maintenu la tradition vivante même pendant l'époque soviétique. Ces chamans commencèrent à exercer publiquement, offrant des séances de guérison, de divination et de conseil spirituel dans les centres urbains, tout en réalisant des rituels collectifs aux dates sacrées, comme le solstice d'été.

La Iakoutie se distingue particulièrement. Là, la « Foi Aiyy » – une branche locale du tengrisme – acquit le statut de mouvement spirituel légitime, avec le soutien d'une partie de la population et la tolérance de l'État. Le festival Yhyakh, par exemple, se transforma en une grande célébration publique où des milliers de personnes participent à des rituels en plein air, entonnent des chants ancestraux et rendent hommage aux divinités célestes et à la Mère Terre. Cet événement, bien qu'attirant aujourd'hui aussi des touristes, conserve son noyau spirituel et est vu par beaucoup comme une manière de se reconnecter avec les ancêtres.

La Mongolie, berceau de Gengis Khan et terre où le ciel semble toucher la terre à chaque horizon, vit également le chamanisme renaître avec vigueur. Avec la légalisation des pratiques spirituelles traditionnelles, apparurent des dizaines de groupes de chamans urbains, dont beaucoup commencèrent à exercer tant dans les zones rurales que dans les grandes villes comme Oulan-Bator. Des centres comme le Golomt Center devinrent des références dans la formation de nouveaux praticiens et la réalisation de rituels publics. La jeunesse urbaine, souvent aliénée des enseignements traditionnels, commença à fréquenter ces cérémonies en quête de quelque chose qui manquait dans les religions conventionnelles ou les valeurs de la modernité occidentalisée.

Mais le renouveau ne s'est pas produit uniquement parmi les descendants directs des anciens peuples tengristes. La spiritualité écologique et non dogmatique du tengrisme commença à attirer l'intérêt de personnes d'autres cultures. Des voyageurs spirituels, des chercheurs et des sympathisants de l'animisme virent dans cette tradition une réponse profonde aux crises contemporaines – en particulier à la crise environnementale et au sentiment d'aliénation spirituelle. Des cérémonies ouvertes commencèrent à accueillir des participants étrangers, et des traductions de mythes et d'enseignements chamaniques gagnèrent en circulation dans les langues européennes.

Cet intérêt international, cependant, apporta avec lui tensions et défis. D'un côté, il y a ceux qui craignent la marchandisation de la tradition – des chamans autoproclamés offrant des expériences spirituelles aux touristes à des prix élevés, des cérémonies simplifiées pour plaire au goût occidental et l'appropriation de

153

symboles sacrés dans des contextes hors de leur cosmovision. De l'autre, il y a des voix au sein même du mouvement qui défendent la nécessité d'ouverture, de dialogue interculturel et d'adaptation au monde moderne. Ils argumentent que le tengrisme a toujours été flexible, s'adaptant à différentes réalités sans perdre son essence.

Cette tension entre authenticité et innovation est visible également dans les représentations médiatiques du renouveau. Des films épiques sur les héros nomades, des clips vidéo à l'esthétique chamanique, des documentaires sur les pratiques spirituelles ancestrales – tout cela a aidé à populariser le sujet, mais court aussi le risque de transformer le tengrisme en une esthétique vide, déconnectée de sa profondeur rituelle et symbolique. C'est pourquoi de nombreux praticiens défendent la nécessité d'une formation sérieuse, d'un apprentissage auprès de maîtres expérimentés et du respect de la lignée spirituelle.

Malgré les défis, l'impact du renouveau est indéniable. Lors de recensements récents, environ 8 % des Iakoutes ont déclaré suivre la « Foi Aiyy », et lors de cérémonies publiques au Kirghizistan et au Kazakhstan, des centaines de personnes se réunissent pour offrir lait, vodka et chants au Ciel. Des groupes de jeunes créent des communautés en ligne pour étudier la mythologie tengriste, échanger des expériences et organiser des rencontres. Des livres, podcasts, documentaires et même des jeux vidéo inspirés de la cosmologie nomade commencent à émerger, offrant un pont entre le passé et l'avenir.

Le tengrisme moderne n'est donc pas une simple reconstitution du passé. C'est une tradition vivante, en transformation constante, qui cherche à répondre aux besoins du présent avec les outils de l'ancien. Il n'exige pas une adhésion aveugle, mais propose un chemin d'écoute, de reconnexion avec la Terre, avec le Ciel et avec les ancêtres. Un chemin qui peut être parcouru en silence, avec une poignée de lait offerte au vent, ou lors de célébrations collectives devant le feu sacré.

Le renouveau contemporain du tengrisme révèle non seulement un mouvement de sauvetage, mais un processus actif de réinvention symbolique, où le passé est modelé par les urgences du présent. Dans des sociétés qui ont souffert de l'effacement de leurs matrices identitaires, le retour à des pratiques spirituelles ancestrales sert autant de résistance que de réintégration. Ce processus n'est pas homogène, ni exempt de contradictions : il prend des formes distinctes dans chaque région, selon les contextes politiques, les intérêts locaux et les tensions entre tradition et modernité. Cependant, ce qui unit ces manifestations est la quête d'une spiritualité enracinée, capable d'offrir sens et appartenance dans un monde accéléré, fragmenté et souvent déshumanisé.

En même temps, le langage du tengrisme – fait de symboles cosmiques, de pratiques rituelles liées à la nature et de valeurs communautaires – semble dialoguer de manière singulière avec les questions globales. Sa vision circulaire du temps, son respect des forces naturelles et son éthique basée sur l'harmonie avec l'environnement offrent une alternative radicale aux logiques utilitaristes qui prédominent aujourd'hui. Cette résonance dépasse les frontières ethniques ou géographiques : elle devient un point de contact entre des mondes distincts, où un jeune nomade de la steppe et un écologiste urbain européen peuvent trouver une même vibration spirituelle, bien que par des voies différentes. Cela n'élimine pas le risque de superficialité, mais pointe vers la possibilité d'une écologie spirituelle partagée.

En dernière instance, le renouveau tengriste agit comme miroir et boussole. Miroir, car il reflète le manque de sens ressenti par beaucoup face à la dissolution des anciennes structures de foi et de culture. Boussole, car il indique des chemins possibles de reconnexion – avec les cycles de la Terre, avec les liens communautaires et avec le silence sacré qu'il y a entre le Ciel et le vent. Et peut-être, plus que de chercher des réponses toutes faites, est-ce cette écoute révérencieuse de l'invisible le véritable héritage d'une tradition qui, même ancienne, sait renaître avec le souffle du présent.

Chapitre 23
Quête Spirituelle

Les flammes du tambour résonnent non seulement dans les montagnes d'Asie centrale, mais à l'intérieur d'une aspiration qui grandit silencieusement dans le cœur humain contemporain. La quête spirituelle qui imprègne le début du XXIe siècle révèle plus qu'une simple curiosité pour les traditions oubliées : il s'agit d'une faim ancienne, d'une soif existentielle que les grands centres urbains et les promesses de la technologie n'ont pas réussi à étancher. Dans ce scénario globalisé, où la consommation a remplacé les rituels et la vitesse a effacé le silence, le retour à des pratiques ancestrales comme le tengrisme indique un mouvement plus profond – le retour à ce qui est essentiel, à ce qui connecte.

La redécouverte du tengrisme survient à une époque marquée par des paradoxes. Il n'y a jamais eu autant d'informations disponibles, mais le sentiment d'appartenance semble s'évanouir. Il n'y a jamais eu autant de religions organisées visibles, mais le nombre de personnes se déclarant « spirituelles, mais non religieuses » augmente. C'est dans ce vide de transcendance quotidienne que beaucoup, en particulier les descendants des peuples turco-mongols, commencent à regarder en arrière, vers les vents qui murmuraient des prières sous le ciel bleu de leurs ancêtres, et vers les pierres empilées qui gardaient des offrandes simples à la Mère Terre.

Le tengrisme n'offre pas de dogme ni n'exige de soumission. Au contraire, sa force réside dans l'expérience vécue, dans l'expérience directe avec le sacré. Contrairement à de nombreuses traditions institutionnalisées, qui présentent un clergé, des écritures et des orthodoxies rigides, le tengrisme invite à la perception de l'invisible à travers la nature et l'ancestralité. Cette ouverture le rend non seulement attrayant pour les peuples qui en descendent, mais aussi pour les chercheurs spirituels du monde entier, qui sentent que quelque chose s'est perdu sur le chemin moderne et cherchent à retrouver une spiritualité plus organique, plus vivante.

Parmi les jeunes urbains du Kazakhstan, de la Mongolie et du Kirghizistan, beaucoup rapportent un sentiment de retour au « foyer spirituel » en entrant en contact avec les mythes, les rituels et la cosmologie tengriste. Il s'agit de quelque chose qui transcende la fierté ethnique ou le sauvetage culturel – bien que ceux-ci soient également présents. Ce qui mobilise ces personnes est une reconnexion avec quelque chose qui semblait avoir été réduit au silence : la conscience que la terre est vivante, que le ciel entend, que les ancêtres marchent avec nous. Une spiritualité non basée sur des promesses de l'au-delà, mais sur une communion profonde avec le présent sacré.

En même temps, cette quête traverse les frontières géographiques. En Occident, le nombre de personnes intéressées par les traditions animistes, chamaniques et écocentriques augmente. Le tengrisme apparaît dans cet horizon comme une alternative authentique, ancestrale et peu explorée. Sa cosmovision n'impose pas le salut, mais propose l'équilibre. Elle ne condamne pas, mais oriente. À travers le culte de Tengri, de la Mère Terre, des esprits de la nature et des ancêtres, les pratiquants trouvent non seulement protection, mais un mode de vie où chaque geste – de l'allumage du feu à la cueillette d'une herbe – est chargé de signification.

Ces éléments expliquent pourquoi, au cours des dernières décennies, les cérémonies tengristes ont attiré des participants de diverses origines, non seulement nomades ou ruraux, mais aussi scientifiques, thérapeutes, artistes et écologistes. Lors d'événements comme le Festival Yhyakh en Iakoutie, ou de rencontres spirituelles au lac Issyk-Koul, il est possible de voir non seulement des chamans traditionnels diriger les rituels, mais aussi des universitaires, des fonctionnaires et des étrangers les yeux fermés en signe de révérence, apprenant à saluer les quatre vents. Il n'y a pas de catéchisme. Il y a connexion. Et c'est ce que tant de gens cherchent.

Un autre aspect de cette quête spirituelle est le sentiment d'absence qui s'est installé avec la sécularisation moderne. Les sociétés post-industrielles ont rompu avec les liens traditionnels, laissant de nombreux individus à la dérive entre productivité, divertissement et compétition. Même parmi ceux qui restent religieusement affiliés, il y a un manque d'expérience spirituelle concrète – le ciel a cessé d'être sacré, la terre est devenue une ressource. Dans ce contexte, la redécouverte du tengrisme fonctionne comme une ancre, un rappel qu'il existe une autre manière d'habiter le monde : non comme propriétaires, mais comme enfants.

Au cœur de cette quête se trouve également le désir de réconciliation avec ses propres ancêtres. Pour de nombreux jeunes qui ont grandi éloignés des traditions orales et spirituelles de leurs cultures, le tengrisme est un pont entre la modernité et la mémoire. Apprendre les noms des divinités, des esprits, des rites, c'est récupérer une langue spirituelle qui semblait éteinte. Et cet apprentissage ne se fait pas seulement dans les livres ou les conférences, mais dans le corps – en participant à un rituel de feu, en touchant un tambour sacré, en écoutant le silence de la montagne et en comprenant qu'un esprit y habite.

Il est également remarquable de voir comment le tengrisme résonne avec les valeurs de durabilité et de conscience écologique qui émergent dans le monde contemporain. En temps de crise climatique, le tengrisme propose non seulement un changement d'attitudes, mais un changement de perception : la terre n'est pas un dépôt de ressources, mais une mère vivante ; l'eau n'est pas un bien marchand, mais le sang des rivières sacrées. Cette vision ne romantise pas la nature, mais la reconnaît comme un système spirituel et vivant, avec lequel il faut négocier, respecter et remercier. C'est pourquoi beaucoup voient dans le tengrisme un chemin spirituel profondément écologique – une réponse sacrée à l'urgence environnementale à laquelle nous sommes confrontés.

Le retour à la spiritualité traditionnelle ne se fait pas sans conflits. Il y a des résistances à l'intérieur et à l'extérieur des communautés. Parmi les religieux organisés, certains voient le tengrisme comme superstition ou idolâtrie. Parmi les laïcs, certains le ridiculisent comme folklore dépassé. Mais ceux qui le pratiquent ne cherchent pas à convaincre. Pour eux, ce qui importe, c'est l'expérience vécue : offrir du lait au ciel à l'aube, écouter les présages des vents, honorer les ancêtres autour du feu. Ce sont des gestes simples, mais qui réenchantent la vie. Et dans ces retrouvailles silencieuses avec le sacré quotidien, se trouve la réponse à la quête spirituelle de notre temps.

Il y a encore une autre couche : la quête personnelle de guérison. Beaucoup recourent au tengrisme en moments de crise – émotionnelle, physique ou existentielle. Ils trouvent dans les rituels, les chamans et les pratiques symboliques une manière de gérer la souffrance que la médecine moderne et la psychologie ne parviennent souvent pas à atteindre. En entendant un tambour résonner comme le battement du cœur du monde, ou en étant enveloppé par la fumée d'herbes brûlées lors d'un rite de purification, l'individu se sent partie de quelque chose de plus grand. Cette expérience, en soi, est déjà thérapeutique – non parce qu'elle promet des miracles, mais parce qu'elle restaure le sentiment d'appartenance et de continuité.

Il n'est pas possible de mesurer la profondeur de cette quête spirituelle par des statistiques ou des déclarations publiques. Souvent, elle se déroule en silence, dans le recueillement. Un ancien qui allume le feu comme le faisait son grand-père ; une jeune femme qui apprend à entonner les chants oubliés de sa lignée ; une famille qui construit un petit ovoo dans le jardin, entre fleurs et pierres. Ce sont des gestes discrets, mais qui, répétés par des milliers de personnes, constituent un courant spirituel qui grandit jour après jour.

La nature silencieuse de ces gestes révèle l'essence la plus profonde du mouvement : il ne s'agit pas d'adhérer à un système, mais de se rappeler quelque chose qui habite déjà la mémoire ancestrale de chacun. Le retour au tengrisme, en ce sens, ne se produit pas comme une conversion, mais comme un éveil. Le feu allumé, le chant murmuré, le respect des cycles naturels – tout cela compose une liturgie intime, où le sacré n'est pas imposé, mais émergent. Cette spiritualité n'a pas besoin de temples grandioses, car elle trouve refuge dans l'immensité du ciel, dans la présence invisible des ancêtres et dans l'écoute attentive des vents. C'est une invitation à la présence pleine, aux retrouvailles avec un temps qui ne court pas, mais palpite.

C'est pourquoi, même invisible aux structures religieuses formelles, la quête spirituelle contemporaine prend corps au quotidien. Au milieu de villes qui ne dorment pas, certains ferment les yeux pour entendre l'appel d'une montagne lointaine ; au milieu du bruit constant des réseaux, certains choisissent le silence pour allumer un encens et converser avec leurs morts. Ces pratiques, souvent solitaires, deviennent les fils d'une grande tapisserie spirituelle qui se tisse sans fanfare.

Le tengrisme, dans ce contexte, n'est pas un phénomène isolé, mais fait partie d'un mouvement plus large de reconnexion avec une spiritualité qui ne divise pas le monde en profane et sacré, mais le comprend comme un seul corps vivant et interdépendant. Cette conscience, même en état de sauvetage, rend à l'être humain une place symbolique dans le cosmos – non celle de seigneur, mais de participant. En se percevant à nouveau comme partie du tout, l'individu redécouvre un axe intérieur, une direction qui ne dépend pas de réponses absolues, mais d'une marche sensible et attentive. Ainsi, la quête spirituelle ne se termine pas par une révélation soudaine, mais se déploie comme une ancienne piste retrouvée sous les pieds. Et c'est dans ce pas à pas silencieux, dans ce retour humble à l'essentiel, que l'âme contemporaine, parfois épuisée, trouve le repos.

Chapitre 24
Chamanisme Sibérien

L'immensité de la Sibérie, avec ses taïgas denses, ses toundras silencieuses et ses rivières sinueuses, abrite depuis des millénaires des peuples qui entretiennent avec le monde une relation profondément spirituelle. Dans ce décor où l'hiver perdure et où la nature impose ses rythmes sévères, a fleuri une myriade de traditions chamaniques qui, bien que diverses dans leurs expressions culturelles, partagent un noyau commun avec le tengrisme turco-mongol. Le chamanisme sibérien ne se configure pas comme un système religieux uniforme, mais comme une tapisserie vivante d'expériences, de mythes et de pratiques qui démontrent comment l'être humain, même dans des conditions extrêmes, a su construire un pont de dialogue constant avec l'invisible.

Chez les Iakoutes (ou Sakhas), Bouriates, Evenks, Touvains, Khakasses et autres peuples de Sibérie, le chaman – qu'il soit appelé *oyuun*, *böö* ou *kam* – est la figure centrale. Il ne se contente pas de guérir et de conseiller, il soutient le lien entre les mondes. Les racines de ce chamanisme plongent dans des temps antérieurs à l'écriture et à l'organisation étatique, préservant des structures archaïques de spiritualité qui dialoguent directement avec les cycles de la terre, les constellations et les rythmes des animaux. La cosmologie tripartite qui divise l'univers en trois sphères – le monde supérieur, le monde du milieu et le monde inférieur – est un trait partagé avec le tengrisme, ce qui suggère un fond commun de sagesse entre les peuples de la steppe et ceux des forêts sibériennes.

La croyance en des êtres spirituels qui habitent rivières, arbres, montagnes et animaux est omniprésente chez les peuples sibériens. Les Iakoutes, par exemple, parlent des *Aiyy*, un ensemble d'esprits supérieurs célestes qui ressemble à la figure de Tengri. Il y a aussi le culte de *Yer Su* (terre et eau), présent dans plusieurs langues turques, réaffirmant le modèle duel du divin manifesté dans le ciel et la terre. Les esprits ancestraux sont également vénérés, non comme des souvenirs du passé, mais comme des présences actives qui accompagnent et protègent les vivants. Dans de nombreux foyers sibériens, de petits autels avec des photographies d'ancêtres et des objets rituels indiquent cette continuité entre le monde visible et l'invisible.

Chez les Evenks et les Bouriates, les tambours chamaniques sont considérés non seulement comme des instruments, mais comme des entités sacrées dotées d'âme. Lorsqu'ils sont touchés, ils ouvrent des portails qui permettent au chaman de voyager entre les mondes. Le tambour n'est pas seulement un véhicule sonore, mais une monture mystique – le cheval ou le renne spirituel qui transporte l'esprit du chaman dans son voyage. Cette image résonne avec le symbolisme trouvé dans le tengrisme, où le cheval est également médiateur entre l'homme et le Ciel. La vision du tambour comme être vivant, avec des battements et une respiration, révèle une perception du monde où les objets possèdent aussi vie et agence spirituelle.

Dans de nombreux rituels sibériens, le chaman invoque ses esprits auxiliaires – *ongon* ou *yehin* – qui peuvent prendre la forme d'animaux, d'éléments de la nature ou même d'ancêtres spécifiques. Ces entités ne sont pas purement symboliques : elles sont ressenties, perçues, incorporées. La pratique de la possession rituelle est courante, où le chaman cède temporairement son corps pour qu'un esprit apporte des messages ou réalise des guérisons. Les paroles prononcées dans cet état sont considérées comme oraculaires, méritant attention et révérence. Ce contact direct avec le surnaturel n'est pas réservé au chaman : de nombreux membres de la communauté, en particulier les plus sensibles, rapportent des rêves visionnaires, des pressentiments et des expériences spirituelles spontanées, renforçant le caractère participatif et expérientiel de la religiosité sibérienne.

En comparant ces pratiques avec le tengrisme, nous percevons que, bien que les noms des divinités varient, les fonctions spirituelles demeurent. Le chaman sibérien, tout comme le *böö* mongol ou le *kam* turc, est médiateur, guérisseur, conseiller et visionnaire. Il connaît les chemins cachés qui relient les trois mondes et sait comment restaurer l'équilibre lorsqu'il est rompu – que ce soit par des maladies, des conflits ou des catastrophes naturelles. Cette fonction ne s'apprend pas dans les livres, mais est transmise par lignée, initiations et expériences de mort imminente ou de maladie spirituelle qui préparent le corps et l'esprit de l'élu à sa mission.

Il est important de souligner que, malgré les similitudes structurelles, chaque ethnie a développé des caractéristiques propres. Chez les Khakasses, par exemple, la mythologie locale inclut le dieu Kurbustu, une figure céleste guerrière, tandis que les Iakoutes développent un panthéon plus hiérarchisé, avec des entités comme Ürüng Aar Toion (le Seigneur Blanc d'En Haut), qui occupe un rôle analogue à celui de Tengri. La présence de déesses-mères est également marquante – esprits féminins liés à la fertilité, à l'eau et à la protection infantile. Les Evenks vénèrent des entités appelées Xoni, associées à la forêt, tandis que les Bouriates maintiennent des cultes aux esprits des montagnes, comme Khan Khokhii. Cette diversité enrichit la mosaïque spirituelle sibérienne et révèle la plasticité du chamanisme comme système vivant, adaptable aux environnements et aux besoins de la communauté.

Pendant la domination soviétique, ces traditions furent violemment réprimées. Des chamans furent emprisonnés, exécutés, contraints au silence. Leurs tambours furent détruits, leurs chants interdits. Et pourtant, ils survécurent. Cachés dans des maisons isolées, mélangés à des rituels « folkloriques » ou déguisés sous des symbolismes chrétiens, les savoirs ancestraux continuèrent d'être transmis de grand-mère à petit-fils, de maître à apprenti. Ce souterrain spirituel ne fut pas éteint – il s'est seulement endormi, attendant le moment de refleurir. Et ce moment est arrivé.

Avec la chute de l'Union soviétique, la Sibérie a vu émerger une nouvelle génération de chamans, d'associations spirituelles et de festivals qui célèbrent ouvertement la religiosité autochtone. La renaissance est visible, et avec elle, le dialogue avec le tengrisme classique s'est intensifié. Lors de rencontres interchamaniques organisées dans des lieux comme Oulan-Oude, Kyzyl ou Iakoutsk, des leaders spirituels des ethnies les plus diverses partagent leurs connaissances, mythes et techniques de guérison. Il y a une reconnaissance mutuelle : même si chacun invoque ses dieux et esprits par leurs noms propres, tous se réfèrent au même ciel, au même monde invisible qui palpite derrière le visible. Des termes comme « néo-tengrisme sibérien » apparaissent pour désigner ce mouvement de convergence, bien que beaucoup préfèrent parler simplement de « la voie ancestrale ». Pour ces pratiquants, la préoccupation n'est pas la définition théologique, mais l'expérience vivante de reconnexion avec le monde spirituel et naturel.

La similitude entre le chamanisme sibérien et le tengrisme ne doit pas être confondue avec une identité absolue. La multiplicité fait partie de ce qui confère leur force à ces traditions. Cependant, il est indéniable qu'il existe un champ symbolique commun : la vision du monde tripartite, la vénération du ciel et de la terre, le culte des ancêtres, la croyance aux esprits de la nature et le rôle du chaman comme axe entre les dimensions. Ce champ commun légitime l'idée d'une « ceinture spirituelle eurasienne » qui s'étend de la Hongrie aux forêts du Pacifique Nord, englobant des peuples aussi éloignés que les Hongrois ouraliens et les Aïnous du Japon. Chez tous, le même fil invisible relie homme, esprit et cosmos.

De nos jours, le chamanisme sibérien a dépassé ses frontières culturelles. Des thérapeutes, des chercheurs et des quêteurs spirituels de diverses parties du monde se sont rapprochés de ces traditions, non comme des spectateurs exotiques, mais comme des apprentis. Des ateliers de tambour sibérien, des cérémonies de purification au genévrier, des pèlerinages vers des montagnes sacrées, tout cela fait désormais partie d'une nouvelle carte spirituelle globale où la sagesse indigène est redécouverte comme antidote aux maux de la modernité. Certains alertent sur les risques d'appropriation indue ; d'autres voient dans cette diffusion une opportunité de dialogue interculturel et de survie pour les savoirs menacés.

L'ouverture du chamanisme sibérien au monde contemporain ne signifie pas sa dilution, mais révèle une force ancestrale qui a su s'adapter sans perdre sa profondeur. À mesure que des personnes extérieures s'approchent de ces savoirs, on perçoit un changement non seulement dans la diffusion, mais dans l'écoute : certains viennent non pour traduire, mais pour apprendre avec humilité. Cette écoute est fondamentale, car le chamanisme ne se transmet pas seulement par les mots, mais par la présence, le silence, le rythme et la vision intérieure. Ce qui est offert, alors, n'est pas un manuel ou une promesse, mais une invitation à se dépouiller de certitudes et à marcher pieds nus sur la terre vivante des ancêtres.

Pourtant, pour les peuples sibériens eux-mêmes, la retrouvaille avec leurs racines spirituelles ne se résume pas à une pratique individuelle : c'est un acte politique et culturel. Raviver les chants anciens, restaurer les rituels collectifs et transmettre les mythes aux nouvelles générations est aussi une forme de résistance face à l'homogénéisation globale. C'est dans la réintégration de ces éléments que beaucoup redécouvrent la dignité de leur histoire et la force de leur identité. Le chamanisme, dans ce contexte, cesse d'être seulement une tradition spirituelle et devient aussi un chemin de guérison collective, où la reconnexion avec l'invisible se traduit en appartenance, en mémoire et en reconstruction communautaire.

Au milieu de l'immensité glacée de la Sibérie, le tambour continue de sonner. Et son écho résonne bien au-delà des forêts et des steppes qui l'ont abrité pendant des siècles. Il traverse les frontières, touche le cœur des chercheurs et réactive une sensibilité spirituelle qui semblait oubliée. Peu importe la langue dans laquelle on invoque les esprits, ni le nom que l'on donne au ciel : le geste est le même, l'appel est le même. Et tant qu'il y aura quelqu'un pour chanter à la montagne, pour offrir du lait au feu, pour écouter le murmure du vent comme une parole sacrée, le chamanisme sibérien restera vivant — non seulement comme héritage, mais comme chemin.

Chapitre 25
Traditions Indigènes

Quand l'esprit du monde murmure entre les arbres ancestraux, souffle dans les déserts et s'élève sur les montagnes éternelles, il parle de nombreuses langues. Et parmi les voix qui écoutent et répondent à cet appel, se trouvent celles des peuples indigènes dispersés sur les continents – des communautés qui, bien que séparées par des océans, convergent dans la perception que la Terre est vivante, le Ciel est un être conscient et l'être humain n'est qu'une partie du vaste réseau cosmique. Tout comme le tengrisme a fleuri dans les steppes et les taïgas de l'Eurasie, des traditions spirituelles similaires ont émergé au cœur des Amériques, dans les savanes africaines, sur les plateaux andins, dans les îles du Pacifique et dans les forêts du Sud-Est asiatique. L'esprit du sacré naturel est universel, et sa réverbération dans les mythes et rituels indigènes met en évidence une âme humaine profondément accordée au mystère de la vie.

Chez les autochtones d'Amérique du Nord, la figure du Grand Esprit est centrale. Connu sous le nom de Wakan Tanka chez les Lakotas, Gitche Manitou chez les Algonquins et Tirawa chez les Pawnees, il est la présence suprême et invisible qui imprègne tout. Cette conception n'est pas éloignée de Tengri, le Ciel Éternel :

tous deux sont des êtres non anthropomorphes, omniprésents, qui se manifestent dans les forces de la nature et guident les destins humains. Les indigènes des plaines nord-américaines, par exemple, vénéraient le ciel ouvert, les aigles en vol, les vents qui traversaient les prairies – des éléments qui, comme dans le tengrisme, étaient reconnus comme sacrés. La danse du soleil, l'un des rites les plus importants de ces cultures, symbolisait la connexion directe avec l'Esprit du Ciel, évoquant force, guérison et orientation.

Plus au sud, les peuples des forêts amazoniennes ont construit une spiritualité profondément interconnectée avec la biodiversité exubérante qui les entoure. Les *pajés* yanomamis, les chamans kayapos, les chefs spirituels guaranis – tous reconnaissent dans les animaux, les plantes et les rivières des entités dotées de volonté et de sagesse. Une liane peut contenir l'esprit d'une déesse ; un jaguar peut être un ancêtre réincarné ; une rivière peut parler, en rêve, à un guérisseur. L'utilisation d'enthéogènes, comme l'ayahuasca, est courante pour faciliter le dialogue avec ces mondes cachés. Il ne s'agit pas d'une quête d'« illumination » individualiste, mais d'une communion collective, tournée vers l'équilibre du village et de la nature environnante. Le respect profond pour les esprits de la forêt fait écho à la vénération tengriste pour les *iye* – les gardiens spirituels de chaque entité naturelle.

En Afrique, le panthéon des divinités et des esprits des religions traditionnelles révèle un parallélisme notable avec la cosmovision animiste des steppes asiatiques. Chez les Yorubas, par exemple, il existe Olodumarê, l'être suprême qui a tout créé, et les orishas, qui sont des manifestations naturelles et spirituelles de sa volonté. Xangô est le tonnerre, Oxum est la rivière, Iansã est le vent – forces naturelles devenues consciences. Bien que l'Afrique subsaharienne possède une structure religieuse plus hiérarchisée dans certaines cultures, la base reste la reconnaissance de l'âme présente dans la nature et de la communication entre les vivants et les ancêtres. L'idée qu'un chaman, prêtre ou babalawo puisse servir de médiateur entre les mondes, voyageant en transe, consultant les esprits et orientant les vivants, renvoie directement au rôle des chamans tengristes et sibériens.

Dans les archipels du Pacifique, les peuples Maoris de Nouvelle-Zélande, les Samoans, Tongiens et Hawaïens développent des traditions où l'océan, les volcans et les vents sont considérés comme vivants. La notion de *mana* – une force vitale sacrée qui imprègne tout – se rapproche de l'idée de *kut* ou *nefes* dans le tengrisme : le souffle vital qui anime êtres humains, animaux et même objets. Le respect des ancêtres est fondamental dans ces cultures insulaires. Les généalogies sont chantées, les noms anciens vénérés, et les lieux sacrés maintenus comme portails vers le monde spirituel. La mer n'est pas seulement source de nourriture, mais chemin entre les mondes. La traversée océanique devient alors non seulement physique, mais mystique – et de nombreux rituels impliquent des demandes de protection au ciel et à la mer avant tout voyage.

Sur les hauts plateaux andins, les Quechuas et Aymaras vénèrent la Pachamama – la Mère Terre – avec ferveur et dévotion. Cette figure est presque identique à Etugen du tengrisme : toutes deux représentent le sol fertile, la montagne nourricière, la déesse silencieuse qui soutient la vie. Le culte de la Pachamama ne se limite pas à des offrandes symboliques, mais se manifeste dans des rituels saisonniers, des fêtes communautaires, des jeûnes et des remerciements constants. Tout comme les nomades turcs lançaient du lait au ciel en signe de révérence, les Andins versent de la *chicha* (boisson de maïs) sur la terre avant de boire, offrant à la déesse sa part. La réciprocité est la base de la relation avec le divin – une idée présente dans toutes les traditions indigènes et aussi dans le tengrisme : si vous respectez les esprits, ils vous protègent ; si vous les ignorez ou leur manquez de respect, ils se taisent ou se retournent contre vous.

La structure des trois mondes est également commune à diverses cosmologies indigènes. Les Guaranis, par exemple, parlent du Nhanderu – le père céleste qui habite le monde supérieur – et du monde souterrain habité par des forces négatives ou chaotiques. Les chamans de la forêt, comme ceux des Shipibo-Conibo du Pérou, décrivent des voyages où ils montent par des « arbres cosmiques » ou plongent dans des « rivières de lumière » qui relient les différents plans de la réalité. L'Arbre du Monde – si central dans la vision tengriste – apparaît sous d'autres formes : un palmier sacré, une liane magique, un tronc colossal qui soutient le ciel. Ces images, bien que culturellement distinctes, pointent vers des archétypes communs de l'esprit humain : la connexion verticale entre les mondes, le médiateur spirituel qui voyage entre eux et la nécessité de maintenir l'équilibre entre les plans.

Il est important de noter que, malgré les similitudes, chaque culture exprime ses vérités avec des symboles uniques, façonnés par l'environnement et l'histoire. Le tambour du chaman mongol peut équivaloir à la maraca du *pajé* amazonien ; le cheval comme esprit-guide peut être remplacé par le colibri ou le jaguar. Les langages symboliques varient, mais la structure spirituelle demeure remarquablement convergente. Cela a conduit de nombreux chercheurs, comme Mircea Eliade et Michael Harner, à suggérer l'existence d'une matrice chamanique primordiale – une forme de spiritualité enracinée dans la condition humaine préhistorique, qui a survécu en de multiples points du globe à travers les traditions indigènes.

Cette universalité ouvre également des voies au dialogue interculturel entre traditions vivantes. Lors de rencontres internationales de spiritualité ancestrale – comme celles organisées par l'ONU dans les forums sur les droits des peuples autochtones ou par des réseaux écospirituels mondiaux – des représentants de différents peuples partagent chants, rituels et visions. Un chaman bouriate peut dialoguer avec un chef Hopi ; une femme Aïnou peut partager des symboles avec une prêtresse Maori. Dans ces échanges, on entend fréquemment l'expression : « la Terre nous unit ». Et, dans de nombreux cas, les pratiques tengristes sont reconnues comme sœurs spirituelles des croyances indigènes mondiales – différentes dans la forme, mais égales dans le fondement : révérence à la vie, respect des ancêtres, communication avec l'invisible.

Même dans les diasporas et les contextes urbains, les descendants de peuples indigènes cherchent à maintenir vivantes ces connexions. À São Paulo, New York ou Paris, de petites communautés réalisent des cérémonies de pleine lune, des rituels de gratitude, des danses traditionnelles. De la même manière, des émigrants mongols, bouriates ou touvains recréent leurs ovoos symboliques dans les parcs des grandes villes, maintenant un contact spirituel avec leurs racines. De nombreux jeunes métis ou aux identités culturelles hybrides trouvent dans ces pratiques un moyen d'intégrer leurs diverses appartenances – qu'elles soient indigènes, modernes, occidentales ou spirituelles. Le tengrisme et d'autres traditions autochtones offrent alors non seulement un héritage culturel, mais un chemin de guérison et de réintégration de l'identité.

Cette multiplicité d'expressions spirituelles, répandues dans les cultures indigènes du monde, révèle non seulement une diversité symbolique, mais un même geste essentiel : celui d'écouter la Terre et de dialoguer avec l'invisible. Chaque peuple, avec ses mythes, rites et chants, a traduit ce geste selon le pouls de son territoire – que ce soit au son des maracas, des tambours, des flûtes ou dans le silence révérencieux devant une montagne. C'est dans cette écoute active que se préserve le fil ancestral qui relie les humains au cosmos, un fil qui ne se rompt pas avec le temps, mais se renouvelle à chaque geste rituel, chaque offrande simple, chaque histoire racontée au bord du feu. C'est pourquoi, même si chaque tradition a sa propre langue, sa cosmologie particulière, elles se reconnaissent mutuellement comme des variations d'une même sagesse : celle que le sacré est ici, sur le sol que nous foulons, dans le vent qui souffle, dans le regard de ceux qui sont venus avant.

En contemplant ce tissu spirituel si vaste, il devient évident que les traditions indigènes ne sont pas prisonnières du passé, mais continuent d'offrir des réponses au présent. En des temps marqués par les crises écologiques, la désorientation existentielle et la rupture des liens communautaires, leurs enseignements apparaissent comme des clés pour une réconciliation avec la vie. Cela ne signifie pas que nous devions les idéaliser ou nous les approprier, mais que nous pouvons apprendre de leur éthique de la réciprocité, de leur spiritualité incorporée au quotidien, de leur manière de connaître le monde à travers l'affect et l'écoute. Chaque rencontre avec ces traditions peut être, par conséquent, une opportunité de se réaligner avec sa propre humanité – celle qui sent, qui rêve, qui célèbre les mystères de l'existence autour du feu et sous le ciel ouvert.

Ainsi, lorsque les descendants de ces cultures, même dans des contextes urbains et fragmentés, cherchent à raviver leurs rituels, ils ne font pas que sauver des racines, ils activent des avenirs. Le tambour qui joue sur une terrasse en béton porte le même appel que celui qui résonnait dans les plaines libres ; l'offrande faite avec des herbes cueillies dans un jardin urbain possède la même intention que celle de celui qui le fait au cœur de la forêt. L'esprit ancestral n'exige pas une pureté géographique, mais une vérité de geste. Et tant qu'il y aura quelqu'un pour chanter à la Lune, pour rêver avec les animaux, pour voir dans le tonnerre la voix d'un dieu ancien, les traditions indigènes continueront de nous rappeler que nous ne sommes pas séparés du monde – nous en faisons partie, profondément entrelacés dans sa chanson.

Chapitre 26
Vision Écologique

Au cœur de la spiritualité tengriste palpite une perception de la nature non comme toile de fond passive de l'existence humaine, mais comme protagoniste divine d'un grand récit sacré. La Terre est vivante, le Ciel est conscient, les rivières respirent et les montagnes rêvent. Pour le dévot de Tengri, chaque élément du monde naturel porte un esprit qui mérite révérence, dialogue et réciprocité. Cette conception n'est pas une idéalisation romantique tardive ; elle est entrelacée dans les pratiques quotidiennes d'une tradition née du nomadisme et qui a fleuri dans le ventre de la steppe eurasienne. Le tengrisme, pour cette raison, offre plus qu'une religion – il offre une éthique écologique enracinée dans l'expérience millénaire de coexistence harmonieuse avec le monde naturel.

La relation entre l'homme et la nature dans le tengrisme n'est pas de subjugation, mais de co-participation. L'homme n'est pas seigneur de la Terre, mais son fils. Cette vérité résonne dans le mythe cosmogonique central de la tradition : l'être humain est le fruit de l'union du Ciel (Tengri) avec la Terre (Etugen). La Terre, en ce sens, n'est pas une ressource à exploiter jusqu'à l'épuisement, mais une mère nourricière qui soutient la vie avec générosité et pouvoir. La métaphore n'est pas décorative – elle définit les comportements, façonne les décisions et structure toute une civilisation sur des principes d'équilibre. Prendre soin de la terre, des eaux, de l'air et du feu, c'est prendre soin de soi-même, car tous partagent la même lignée spirituelle.

Le nomadisme des peuples turcs et mongols a favorisé une cosmovision dans laquelle la nature est compagne de voyage et non ennemie à dompter. Les nomades ont besoin du pâturage renouvelé, des sources propres, du sol fertile – et savent que rien de tout cela n'existe sans respect du rythme naturel des choses. Le troupeau doit laisser la terre se reposer ; la rivière doit couler sans obstructions ; les arbres doivent être coupés avec permission et parcimonie. Ces peuples, par nécessité et sagesse, ont développé une profonde observance des cycles naturels. Les saisons de l'année, les mouvements des astres, les comportements des animaux – tout était signe, langage sacré. Et le manque de respect envers ce langage était vu comme un péché contre l'équilibre cosmique.

Cette éthique écologique se manifeste de manière concrète dans les rituels traditionnels. Avant de couper un arbre, le chef de famille peut demander la permission à l'esprit de la forêt, verser du lait ou de la vodka sur le sol en offrande et prononcer des paroles de respect. En sacrifiant un animal, il y a un moment de silence où l'on remercie l'âme de l'être vivant pour le don de sa chair. Rien n'est fait de manière mécanique ou indifférente – toute action a une conséquence spirituelle. La pollution d'une rivière, par exemple, est vue non seulement comme un crime environnemental, mais comme une offense à l'esprit gardien de ces eaux. Et offenser un esprit peut apporter maladies, malchance ou sécheresses. Ainsi, les codes écologiques du tengrisme sont aussi des codes de survie.

Le feu est sacré. L'eau est sacrée. Le vent est sacré. La terre est sacrée. Non parce qu'ils sont des symboles abstraits, mais parce qu'ils sont des manifestations de forces réelles, perceptibles, présentes. Le chaman, figure centrale de la tradition, n'évoque pas seulement ces éléments pendant ses cérémonies – il dialogue avec eux. Le feu au centre de la tente n'est pas seulement une source de chaleur, mais la bouche par laquelle communiquent les mondes. Le vent qui entre par la lucarne de la yourte transporte des messages des dieux. La fumée de l'encens porte les désirs humains aux cieux. Chaque élément de la nature est un maillon de liaison entre le visible et l'invisible.

Dans le contexte contemporain de dévastation écologique globale, cette vision ancestrale resurgit comme une alternative urgente et puissante. Le monde moderne, orienté par une logique de consommation et d'exploitation illimitée, est confronté à l'effondrement climatique, à l'extinction des espèces et à l'épuisement des ressources naturelles. Dans ce scénario, le tengrisme propose une inversion des valeurs : abandonner l'idée que la nature est au service de l'homme et embrasser l'idée que l'homme doit servir et protéger la nature. Non par obligation morale abstraite, mais par sagesse pratique – car la destruction de l'environnement est autodestruction.

Certaines communautés tengristes contemporaines, conscientes de cela, se sont engagées dans des actions écologiques inspirées des principes anciens. Des groupes de chamans en Sibérie réalisent des cérémonies périodiques pour « nourrir » les montagnes, les rivières et les lacs – apportant des offrandes et entonnant des chants de purification. Dans des régions du Kazakhstan, de jeunes militants écologistes organisent des opérations de nettoyage de forêts et de sources, suivies de rituels de remerciement aux esprits locaux. Il y a des écoles dans les zones rurales de Mongolie qui incorporent des enseignements tengristes au programme scolaire, encourageant les élèves à voir les animaux, les pierres et les nuages comme des parties d'une communauté spirituelle.

Cette spiritualité écologique ne se limite pas à l'activisme. Elle redéfinit la notion de succès et de progrès. Là où le monde moderne voit la richesse en termes d'accumulation, le tengrisme voit la richesse en termes d'équilibre. La tribu prospère n'est pas celle qui accumule le plus, mais celle qui respecte le plus les cycles de la terre et vit en paix avec les esprits. La sagesse n'est pas mesurée par la maîtrise technique, mais par la capacité à écouter la nature et à interpréter ses signes. Le chef idéal n'est pas le plus puissant, mais le plus en phase avec la volonté du Ciel et de la Terre.

L'esthétique tengriste reflète cette écologie spirituelle. Les couleurs bleu et vert prédominent sur les drapeaux, les costumes et les objets rituels. Bleu comme le ciel infini et vert comme les plaines vivantes. La musique traditionnelle est faite avec des instruments qui imitent les sons naturels : le sifflement du vent, le trot des chevaux, le murmure des ruisseaux. Les chansons ne célèbrent pas les conquêtes humaines, mais louent la beauté de la création, les esprits des lieux, les animaux totémiques. Le tambour du chaman pulse comme le cœur de la terre ; le chant guttural résonne comme l'écho des cavernes. Tout cela crée une esthétique qui n'aliène pas l'homme du monde – mais le réinscrit en lui comme créature parmi les créatures.

Ce n'est pas un hasard si le tengrisme a attiré l'attention des mouvements écologistes, écospiritualistes et chercheurs contemporains qui cherchent un chemin plus authentique et harmonieux d'être au monde. Beaucoup reconnaissent dans la spiritualité des steppes une sagesse oubliée, mais vitale. L'idée que la spiritualité n'est pas séparée de l'écologie – que le soin de l'âme et le soin de la planète ne font qu'un – trouve un écho auprès des nouvelles générations inquiètes de la direction prise par la civilisation moderne. Le tengrisme, en ce sens, n'est pas seulement une relique ethnique – c'est une proposition d'avenir.

Même si ses pratiques peuvent sembler éloignées de la vie urbaine actuelle, les principes qui soutiennent le tengrisme sont universels et adaptables. La simplicité volontaire, la consommation consciente, le respect des cycles, la gratitude envers la terre, l'écoute de l'invisible – tout cela peut être pratiqué n'importe où dans le monde. Un potager urbain peut être consacré par des prières au Ciel. Un verre d'eau peut être bu avec la conscience de l'esprit qui habite cette substance. Une promenade dans un parc peut devenir un rite de reconnexion. L'important n'est pas la forme externe, mais le sentiment intérieur de révérence et de réciprocité.

Cette éthique du soin et de l'écoute contraste fortement avec la culture de la vitesse, de la productivité et de l'objectivation de la nature. Le tengrisme propose un rythme différent – plus proche du rythme des saisons, des cycles lunaires, du mouvement des nuages. Il propose aussi une économie différente – basée sur le suffisant, le communautaire, le sacré. Il ne s'agit pas de revenir au passé, mais d'en extraire les graines d'une nouvelle vision. Une vision où le progrès ne signifie pas domination, mais maturation ; où la technologie ne sert pas à exploiter, mais à préserver ; où la spiritualité ne se réduit pas à des rituels formels, mais s'étend comme style de vie.

Cette reconnexion entre spiritualité et écologie, proposée par le tengrisme, gagne encore plus de pertinence lorsque nous percevons que la crise environnementale actuelle n'est pas seulement une crise de ressources, mais d'imagination. La manière dont nous voyons le monde façonne la manière dont nous le traitons. Et si pendant des siècles a prédominé une vision qui séparait l'humain du reste de la création, il devient maintenant urgent de cultiver une perception qui nous réintègre au tout. Le tengrisme, en présentant la Terre comme mère et le Ciel comme père, offre non seulement des métaphores poétiques, mais une carte symbolique pour habiter la planète avec humilité et gratitude. C'est une sagesse qui ne rivalise pas avec le savoir scientifique, mais le complète, en rappelant que prendre soin du monde est aussi un acte spirituel.

Alors que nous faisons face au réchauffement climatique, à la pénurie d'eau, à l'effondrement de la biodiversité et à l'appauvrissement des sols, il devient clair que les seules solutions techniques ne suffiront pas. Il est nécessaire d'adopter un nouveau (ou ancien) paradigme – une manière de penser et de sentir qui reconnaisse la sacralité de la vie sous toutes ses formes. Le tengrisme ne propose pas de formules toutes faites, mais des valeurs enracinées dans l'écoute, la réciprocité et la présence. Il enseigne que chaque geste quotidien – planter, cueillir, remercier, demander la permission – peut être un rituel, et que chaque être – pierre, animal, vent ou étoile – a quelque chose à dire, si nous apprenons à écouter. C'est cet apprentissage sensible qui peut transformer notre relation avec la planète et avec nous-mêmes.

En fin de compte, la vision écologique du tengrisme nous invite à une spiritualité d'appartenance. Il ne s'agit pas de chercher la transcendance hors du monde, mais de s'y plonger profondément, en reconnaissant l'interdépendance qui nous unit à tout ce qui existe. Cette compréhension n'exige pas que tous deviennent nomades ou chamans, mais qu'ils cultivent un regard plus tendre et attentif à la vie environnante. En temps d'urgence climatique et de déracinement existentiel, ce retour à l'essentiel – au feu au centre, au ciel qui observe, à la terre qui nourrit – peut être le point de départ d'un nouveau chemin. Un chemin qui ne sépare pas le sacré du quotidien, ni l'humain de la nature, mais les reconnaît comme un seul souffle continu de vie.

Chapitre 27
Pratiques Modernes

Au milieu du réenchantement spirituel du XXIe siècle, beaucoup cherchent des pratiques qui transcendent le simple rituel vide et se reconnectent avec des expériences profondes de sens. Le tengrisme, avec son essence non dogmatique et son lien intime avec la nature, se présente comme un chemin viable et puissant. Cependant, la question qui s'impose à ceux qui souhaitent suivre ce chemin à l'époque actuelle est : comment vivre le tengrisme loin des vastes steppes, des rituels ancestraux dans leur forme pleine, et de la coexistence quotidienne avec des chamans traditionnels ? La réponse se trouve dans l'adaptabilité de cette tradition millénaire qui, même sans textes sacrés ni structure ecclésiastique centrale, maintient une cohérence interne permettant sa recréation authentique dans de nouveaux contextes.

Le pratiquant moderne du tengrisme, vivant souvent en ville, loin des territoires tribaux et des montagnes sacrées, réinvente ses formes de dévotion à partir des mêmes principes qui guidaient les anciens nomades : respect, réciprocité et connexion directe avec le sacré. Il n'y a pas besoin de grands temples ou de liturgies complexes. La simplicité est une vertu.

L'une des pratiques les plus courantes chez les dévots contemporains est le geste quotidien d'offrir un peu de lait, de thé ou de vodka au ciel, au sol ou au feu. À l'aube, lancer quelques gouttes au vent tout en prononçant des mots de gratitude à Tengri constitue un rite minimal et profond. C'est une reconnaissance du miracle d'être vivant sous le Ciel Éternel. Cette pratique, dérivée des offrandes traditionnelles des bergers mongols et turcs, peut être réalisée même depuis la fenêtre d'un appartement ou dans la cour d'une maison urbaine. Peu importe le décor – ce qui compte, c'est l'intention et le sentiment. Il s'agit d'un acte de réaffirmation du lien sacré entre l'humain et les éléments. Pour beaucoup, ce geste quotidien se transforme en une sorte de méditation active, de réalignement spirituel avec les forces qui soutiennent la vie. Sentir le vent sur le visage et y percevoir la présence de Tengri, observer un arbre et saluer l'esprit qui l'habite, écouter le chant d'un oiseau comme s'il s'agissait d'un message de l'invisible – tout cela compose le quotidien du tengriste moderne.

Une autre forme très présente dans la renaissance du tengrisme contemporain est la construction de petits sanctuaires domestiques inspirés des ovoos traditionnels. Empiler quelques pierres dans le jardin, attacher des rubans de soie bleu et blanc (couleurs sacrées) et dédier cet espace comme demeure symbolique des esprits de la terre et du ciel crée un point focal de dévotion. Ces structures, aussi petites soient-elles, fonctionnent comme des ancres spirituelles. Là, on peut prier, méditer, faire des offrandes ou simplement être en silence. Certaines familles se réunissent chaque semaine autour de l'ovoo domestique, ravivant les liens ancestraux, partageant la nourriture et invoquant des bénédictions pour les membres de la maison. L'ovoo devient ainsi non seulement un autel, mais un lien d'appartenance et de continuité.

L'utilisation du tambour chamanique a également été sauvée dans de nombreux contextes urbains. Des groupes d'étude et de pratique formés par des descendants de peuples turcs et mongols, ainsi que par des personnes intéressées par la spiritualité naturelle, se sont consacrés à l'apprentissage du battement rythmique qui induit des états modifiés de conscience. Le tambour n'est pas vu comme un instrument de musique, mais comme un véhicule de traversée. Il conduit le pratiquant à l'espace sacré, au contact avec l'esprit animal protecteur ou avec les forces du monde invisible. À travers le son pulsant, le corps entre en résonance avec le cosmos. Ceux qui apprennent à jouer du tambour de manière rituelle rapportent des expériences intenses de guérison émotionnelle, des aperçus spirituels et une profonde sensation de reconnexion avec quelque chose de plus grand qu'eux-mêmes.

Malgré le fait que de nombreuses pratiques modernes soient adaptées au quotidien urbain, il existe également un mouvement croissant de retour symbolique à la nature. Dans plusieurs régions d'Asie centrale et de Sibérie, des pratiquants organisent des pèlerinages vers des lieux sacrés comme des lacs, des montagnes ou des forêts anciennes. À ces occasions, des cérémonies ouvertes sont réalisées, avec une participation collective. Des offrandes sont faites aux quatre vents, des chants traditionnels sont entonnés, et la communion avec les esprits locaux est célébrée. Ces expériences non seulement renforcent l'identité spirituelle, mais créent aussi des réseaux de soutien entre pratiquants partageant les mêmes valeurs. Dans des zones plus reculées de la Mongolie, de telles réunions rappellent les anciennes festivités nomades, avec des tentes montées, le partage de nourriture et la danse autour du feu.

Il y a aussi les rituels de guérison, qui continuent d'être pratiqués, bien qu'avec des nuances modernes. Des chamans urbains, formés par des maîtres traditionnels ou par des lignées familiales, reçoivent des patients souffrant de problèmes émotionnels, spirituels ou psychosomatiques. Dans de nombreux cas, ces rituels incluent la fumigation avec des herbes, l'utilisation de tambours et des prières en langues ancestrales. Les personnes souffrant d'anxiété, de dépression ou d'un sentiment de vide trouvent dans ces rencontres une alternative aux modèles occidentaux de traitement. Pour les chamans, la maladie est souvent l'expression d'un déséquilibre entre l'individu et les forces de la nature. Restaurer cet équilibre est l'objectif. Le chaman ne guérit pas seul – il invoque et coopère avec les esprits, agissant comme canal et médiateur.

Il est important de noter que le tengrisme moderne ne se prétend pas une religion exclusive. Beaucoup de ses pratiquants s'identifient simultanément à d'autres traditions. Il n'est pas rare de trouver quelqu'un qui se déclare musulman ou bouddhiste, mais qui maintient des pratiques tengristes chez lui. Cela se produit parce que le tengrisme, dans son essence, n'exige ni conversion, ni promesses de loyauté dogmatique. C'est une pratique spirituelle ouverte, inclusive, centrée sur l'expérience directe du sacré dans la nature et l'ancestralité. C'est pourquoi beaucoup le considèrent davantage comme une « cosmovision » ou un « mode de vie » que comme une religion formelle. Cette fluidité le rend particulièrement attrayant dans un monde marqué par les hybridismes culturels et la quête d'authenticité.

Internet joue un rôle décisif dans cette re-signification contemporaine. Forums, groupes sur les réseaux sociaux et chaînes vidéo connectent des pratiquants dispersés dans le monde entier, permettant des échanges d'expériences, l'apprentissage et le renforcement de l'identité spirituelle commune. Il existe des vidéos enseignant à faire des ovoos domestiques, à entonner des chants traditionnels, à utiliser des herbes spécifiques dans les fumigations. Des livres et des manuels d'introduction au tengrisme adaptés à la réalité moderne apparaissent également, avec un langage accessible et une approche pratique. Cette démocratisation de la connaissance spirituelle contribue à ce que la tradition reste vivante et évolue sans perdre son essence.

La jeunesse a également adhéré au tengrisme de manière créative. Des festivals culturels d'inspiration tengriste, qui unissent musique moderne et thèmes spirituels, sont devenus populaires dans les villes de Mongolie, du Kazakhstan et du Kirghizistan. Lors de ces événements, des groupes jouent des instruments traditionnels avec des arrangements contemporains, des poètes récitent des vers sur le Ciel Bleu, et des artistes visuels exposent des œuvres qui dépeignent des divinités ancestrales et des scènes mythiques. En même temps, des mouvements éducatifs cherchent à inclure le tengrisme comme partie du programme historique et culturel des écoles publiques, promouvant la fierté ethnique et le respect de la diversité religieuse.

Même hors d'Asie centrale, des Occidentaux, touchés par la philosophie naturelle du tengrisme, incorporent des éléments de la tradition dans leur vie. Dans des pays européens et aux Amériques, de petits groupes célèbrent le solstice avec des rituels inspirés des ovoos ; des pratiquants de spiritualités animistes voient dans le tengrisme un frère lointain, avec qui ils partagent une origine commune. Cette ouverture internationale ne dilue pas la tradition – elle élargit plutôt sa portée et réitère sa valeur universelle. Après tout, la révérence au ciel, à la terre et aux esprits de la nature n'est pas le monopole d'un peuple – c'est une aspiration humaine profonde.

L'expansion contemporaine du tengrisme démontre que la tradition ne survit pas seulement par la répétition de formules anciennes, mais par sa capacité à être ressentie et réinventée dans des contextes divers. La spiritualité, en ce sens, se révèle moins comme un ensemble de prescriptions et plus comme un champ vivant de relations et d'expériences. Le pratiquant moderne ne cherche pas à copier les anciens rituels avec exactitude, mais à évoquer le même esprit de présence, d'humilité et d'écoute qui soutenait le lien avec le Ciel

Éternel. Dans un monde saturé de distractions, le tengrisme offre une voie silencieuse de retrouvailles avec ce qui est essentiel – non par la fuite du monde moderne, mais par la re-signification de chaque geste, de chaque souffle de vent, comme un portail vers le sacré.

En s'intégrant à de multiples réalités culturelles, le tengrisme réaffirme son essence non comme système fermé, mais comme langage spirituel capable de dialoguer avec différentes formes d'être et de croire. Cette malléabilité le rend particulièrement précieux en des temps marqués par la fragmentation identitaire et la quête de sens. Ce qui unit les pratiquants n'est pas une uniformité de dogmes, mais une perception commune : celle que l'univers est vivant, que tout ce qui existe est interconnecté et que l'humain, pour vivre pleinement, doit honorer cette toile de relations. Ainsi, que ce soit à travers un tambour joué au cœur de la métropole, un ruban bleu attaché à une branche sèche, ou un mot murmuré au ciel avant le petit déjeuner, l'esprit du tengrisme reste intact – pulsant avec la même force que les steppes d'autrefois.

Dans ces retrouvailles entre l'ancestral et le contemporain, le tengrisme ressurgit non comme relique d'un temps perdu, mais comme présence vivante et pertinente. Il offre une réponse sereine au tumulte moderne, rappelant que le sacré n'est pas distant, mais habite le quotidien – il suffit de le reconnaître. En rendant au monde sa sacralité, le pratiquant contemporain du tengrisme non seulement préserve une tradition, mais transforme aussi lui-même et les espaces qu'il occupe, créant des ponts entre passé et futur, entre ciel et terre, entre le visible et l'invisible.

Chapitre 28
Valeurs et Éthique

Dans la trame invisible qui soutient le tengrisme, les valeurs et principes éthiques ne se présentent pas comme des commandements rigides ou des codes écrits imposés de l'extérieur. Au contraire, ils émergent de l'expérience spirituelle organique des peuples nomades, comme expression naturelle d'une cosmovision où l'univers est compris comme un organisme vivant et interconnecté. Le bien et le mal ne sont pas définis par des impositions externes, mais intuites à partir de l'observation attentive de la nature, des relations humaines et des conséquences de ses propres actes. Le Ciel Éternel, témoin de tout ce qui se passe sous son manteau bleu, est le miroir devant lequel chacun mesure sa droiture.

Vivre selon Tengri signifie, avant tout, vivre en équilibre. L'équilibre n'est pas compris ici comme simple absence de conflit, mais comme harmonie dynamique entre les forces complémentaires de la vie : ciel et terre, homme et femme, action et contemplation, communauté et individu. Tout excès est vu avec méfiance, car il déséquilibre le flux de l'énergie vitale qui soutient le monde. L'avarice, la convoitise, la cruauté, le manque de respect envers les aînés ou la nature sont considérés comme des formes de transgression contre l'ordre cosmique. En revanche, la générosité, le courage, la loyauté, le respect et la gratitude sont des vertus qui maintiennent le tissu de l'univers cohérent et sain.

L'hospitalité, par exemple, n'était ni un luxe ni un choix parmi les peuples de la steppe – c'était une obligation sacrée. L'immensité inhospitalière exigeait la solidarité : refuser nourriture ou abri à un voyageur pouvait signifier le condamner à mort et, par extension, attirer la désapprobation des esprits. Bien recevoir, partager le lait du troupeau, offrir le feu de la tente étaient des gestes attendus de toute personne honorable. Cette éthique du partage reflétait la compréhension que rien ne nous appartient complètement – tout est don temporaire accordé par Tengri et doit circuler. La richesse, lorsqu'elle était accumulée sans but communautaire, était vue comme une maladie de l'âme. Le véritable prestige résidait dans la générosité, non dans la possession.

Une autre valeur fondamentale est l'honneur – concept qui va bien au-delà de la réputation sociale. Honorer sa parole donnée, maintenir la fidélité aux liens du sang et aux alliés, agir avec droiture même quand personne ne regarde : tout cela compose l'image de l'être humain intègre aux yeux de Tengri. Dans de nombreux récits historiques, les serments faits au Ciel étaient considérés comme inviolables. Les briser pouvait attirer des malédictions non seulement sur l'individu, mais sur toute sa lignée. La conscience que l'âme elle-même est façonnée par les actions et les intentions, et que les ancêtres observent le comportement des vivants, générait une responsabilité éthique continue. Le bien et le mal n'étaient pas des concepts absolus, mais étaient toujours liés à l'impact des actions sur l'équilibre général.

La révérence envers les aînés et les ancêtres renforce cette structure éthique. Écouter les conseils des anciens, préserver la mémoire de ceux qui sont venus avant, maintenir vivante la lignée spirituelle de la famille sont des attitudes qui expriment humilité et reconnaissance. La sagesse n'est pas vue comme un produit exclusif de la raison ou de l'étude formelle, mais comme le fruit de l'expérience vécue et de la connexion avec le monde invisible. C'est pourquoi mépriser les aînés ou déshonorer sa propre origine était considéré comme un signe de décadence spirituelle. Chaque génération est gardienne d'un maillon dans la chaîne sacrée qui relie le passé à l'avenir. Rompre ce maillon, c'est trahir la confiance de Tengri.

Dans la vie sociale, le tengrisme valorise la justice et la parole comme instruments de médiation. Les conseils tribaux, composés de chefs et de chamans, résolvaient les différends sur la base du dialogue et de l'observation des signes spirituels. La vérité n'était pas seulement factuelle, mais portait une dimension sacrée. Mentir délibérément, c'était entacher sa propre âme, car cela signifiait tenter de tromper aussi les esprits et le Ciel. Cette compréhension conférait un grand poids aux mots. Parler exigeait responsabilité. Les conteurs, les bardes et les chamans développaient une éloquence imprégnée d'éthique – ils savaient que leurs paroles façonnaient la réalité, c'est pourquoi ils en prenaient soin comme s'il s'agissait de graines.

Dans la relation avec les animaux et la nature, l'éthique tengriste révèle une sensibilité rare à l'époque actuelle. Chaque être vivant est doté d'esprit. Chasser, abattre ou cueillir ne sont pas des actions banales, mais des moments solennels qui requièrent conscience et respect. L'animal mort doit être honoré, son esprit apaisé par des prières et des gestes de gratitude. Gaspiller des parties de l'animal ou causer des souffrances inutiles est considéré comme une insulte aux esprits gardiens de l'espèce. Les plantes médicinales sont cueillies après des demandes formelles à la terre et avec la certitude qu'elles seront utilisées dans un but bénéfique. On ne retire rien sans donner quelque chose en échange – que ce soit une offrande, une prière ou la promesse de ne pas abuser.

Même les phénomènes naturels – tempêtes, sécheresses, éclipses – sont compris comme des expressions de forces spirituelles. Manquer de respect à la nature, c'est manquer de respect au sacré. C'est pourquoi de nombreuses pratiques de durabilité trouvaient leur fondement non dans des lois civiles, mais dans des croyances spirituelles : ne pas abattre les arbres sacrés, ne pas polluer les rivières, ne pas chasser pendant la gestation des animaux, respecter les temps de régénération de la terre. Cette éthique écologique, enracinée dans la spiritualité, précède de plusieurs siècles tout concept moderne d'écologie et se révèle étonnamment actuelle face aux crises environnementales contemporaines.

L'éthique imprègne également la pratique de la guerre, inévitable dans la vie nomade. Le guerrier idéal n'est pas le sanguinaire, mais le protecteur. Lutter par vengeance personnelle ou pour un pillage gratuit était condamnable. Le combat n'était justifié que lorsqu'il était motivé par la défense de l'honneur, de la famille ou de la communauté. Malgré cela, il était nécessaire de consulter les chamans, de demander des signes au ciel et de s'assurer que la cause était conforme à la volonté de Tengri. Les guerriers comptaient sur les bénédictions des ancêtres et, après les batailles, rendaient hommage aux morts, qu'ils soient amis ou ennemis. Cette spiritualisation de la guerre n'éliminait pas la violence, mais imposait des limites morales et rappelait constamment que le sang versé retombait sur l'âme de celui qui le versait.

À l'époque actuelle, cette éthique ancestrale trouve des formes renouvelées d'expression. Dans des sociétés urbanisées et connectées numériquement, de nombreux adeptes du tengrisme cherchent à sauver les valeurs fondamentales en les adaptant à la vie moderne. Être honnête dans les affaires, respecter les différences culturelles, cultiver des liens familiaux forts, consommer de manière consciente, veiller sur l'environnement, aider son prochain sans attendre de récompense – tout cela sont des formes contemporaines de vivre l'éthique de Tengri. Plus que des règles, ce sont des orientations qui émergent du sentiment intérieur de connexion avec le tout.

Il est important de souligner que, n'ayant pas d'institution religieuse formelle, le tengrisme fait confiance à la conscience individuelle et à l'autorégulation spirituelle. Chaque personne est responsable de chercher son alignement avec le Ciel, en se guidant par le cœur, les présages et l'enseignement des plus sages. Il n'y a ni enfers éternels ni jugements finaux redoutés – il y a en revanche la certitude que tout revient, tout s'équilibre. Faire le bien, c'est donc se faire du bien à soi-même. Vivre avec honneur, en harmonie avec les autres et avec la nature, est la seule manière de rester en paix sous le regard du Ciel Éternel.

Cette confiance en la conscience comme boussole morale révèle une spiritualité mature, où l'individu est appelé à développer discernement et sensibilité face à la vie. Il ne s'agit pas de suivre des normes par crainte des châtiments, mais de cultiver une écoute profonde – au monde, aux ancêtres, aux signes subtils de l'esprit. Le silence, le rêve, le hasard qui se répète, la parole sage d'un ancien : tout peut être orientation. Vivre éthiquement, dans cet horizon, c'est être accordé à une fréquence qui n'impose pas, mais invite. L'erreur, lorsqu'elle se produit, n'exige pas de pénitence publique, mais une reconnaissance sincère et un effort authentique pour rétablir l'harmonie. Le pardon n'est pas une concession, c'est une nécessité de l'esprit pour ne pas porter de fardeaux inutiles sur son chemin.

C'est ce sens de la responsabilité libre qui rend le tengrisme particulièrement pertinent à une époque où beaucoup remettent en question les institutions et cherchent des spiritualités plus authentiques. Il ne propose pas un idéal inaccessible, mais un chemin possible, humain, faillible et sacré à la fois. Les valeurs surgissent non pour encadrer, mais pour guider – comme des sentiers ouverts par l'exemple de ceux qui sont venus avant. Honorer les esprits n'exige pas la perfection, mais la cohérence. Il ne suffit pas de proclamer l'amour de la nature tout en consommant sans conscience ; il ne suffit pas de parler d'ancestralité sans écouter les aînés de sa propre communauté. Le tengriste moderne est appelé à unir intention et action, parole et geste, dans chaque aspect de sa vie.

C'est pourquoi, plus qu'un code moral, le tengrisme offre une pédagogie de l'être. Il enseigne que vivre avec respect, courage et générosité est plus qu'une vertu – c'est une manière de maintenir le monde en vie. Et si chaque action résonne dans le tissu invisible qui nous relie, alors chaque choix, aussi petit soit-il, porte en lui le potentiel de guérison ou de blessure. Le Ciel Éternel ne juge pas avec des balances, mais observe avec constance. Et sous ce regard, l'éthique cesse d'être une obligation et devient un art – l'art de vivre en harmonie avec tout ce qui existe.

Chapitre 29
Identité Spirituelle

Dans l'immensité intérieure qui s'étend au-delà de la chair et de l'histoire, il y a une ancre invisible qui attache l'être humain à quelque chose de plus grand, quelque chose d'antérieur à la naissance et de postérieur à la mort : cette ancre est l'identité spirituelle. Pour les peuples qui ont vécu sous le ciel infini des steppes, cette identité n'était pas un concept abstrait ou une philosophie distante – elle pulsait dans la vie quotidienne, les chants de guerre, les prières à l'aube, les murmures des montagnes et l'odeur du lait bouillant sur le feu sacré. Dans le tengrisme, retrouver l'identité spirituelle, ce n'est pas seulement se souvenir de la foi des ancêtres ; c'est redécouvrir qui l'on est dans sa totalité, fusionnant la lignée de sang, la terre d'origine et le cosmos en une unique voix intérieure.

Pendant des siècles, cette voix fut étouffée par les empires, les invasions, les doctrines externes, les conversions forcées et les politiques d'assimilation. Les traditions chamaniques furent marginalisées, les noms anciens remplacés par des désignations étrangères, et les rituels de connexion avec le ciel et la terre réduits au silence ou ridiculisés. Cependant, même dans les périodes les plus sombres, l'étincelle de l'identité spirituelle ne s'éteignit pas complètement. Elle persista dans les mythes racontés par les grands-mères, dans les gestes automatiques de révérence à la montagne, dans le respect instinctif des animaux et dans les larmes silencieuses versées devant le ciel étoilé. Le tengrisme survécut comme mémoire incarnée – un corps spirituel collectif en attente de réanimation.

Quand la répression diminua et que les communautés commencèrent à revisiter leur passé, beaucoup réalisèrent que quelque chose d'essentiel avait été oublié. Il ne s'agissait pas seulement de rituels ou de dieux anciens, mais d'une manière d'être au monde, d'une façon de voir la vie et la mort, le temps et l'espace. Cet éveil spirituel s'est manifesté à divers niveaux – du politique au personnel. Des intellectuels se mirent à défendre la valorisation des racines culturelles ; des artistes commencèrent à explorer les symboles tengristes dans leurs œuvres ; des familles redécouvrirent des histoires qui semblaient endormies. Mais plus profondément, des individus commencèrent à sentir un appel intérieur à quelque chose qu'ils ne savaient nommer, mais qui résonnait avec une ancestralité plus profonde que la génétique.

Assumer une identité spirituelle tengriste aujourd'hui est un geste de courage et d'amour. C'est dire non à l'homogénéisation imposée par les religions institutionnalisées et les modèles culturels globalisants. C'est affirmer qu'il existe une âme collective qui ne peut être effacée, et que cette âme a une voix, une odeur, un rythme. Dans certains cas, cela se manifeste par l'adoption de noms traditionnels, la reprise de vêtements cérémoniels, l'utilisation d'anciennes runes dans des tatouages ou des amulettes. Dans d'autres, c'est un changement intérieur plus subtil : une manière de prier silencieusement le ciel, une écoute attentive aux intuitions qui viennent du vent, une révérence au lever du soleil comme retrouvailles avec le mystère.

Cette identité spirituelle, cependant, ne se limite pas à une ethnicité ou à un territoire. Bien qu'enracinée dans les cultures turques et mongoles, elle transcende les frontières géographiques. De nombreux descendants de la diaspora – vivant en Europe, en Amérique ou dans d'autres parties du monde – ont découvert dans le tengrisme un pont pour se reconnecter avec un sentiment d'appartenance perdu. D'autres, même sans liens de sang avec les peuples nomades, se sentent attirés par cette spiritualité parce qu'ils y reconnaissent un miroir de leurs propres aspirations : liberté, révérence pour la nature, connexion directe avec le sacré, communion avec les ancêtres. Le tengrisme, en ce sens, offre un archétype universel d'identité spirituelle qui accueille tant les fils de la steppe que les orphelins modernes de traditions.

Il y a aussi un aspect thérapeutique dans la reconquête de cette identité. Dans un monde de plus en plus fragmenté, avec des individus désorientés par des crises existentielles, appartenir à quelque chose de plus grand que l'ego devient une nécessité vitale. L'identité spirituelle tengriste offre non seulement du sens, mais une direction. Elle dit : « Tu n'es pas seul. Tu fais partie d'une lignée, d'une terre, d'un ciel. Tes pas font écho aux pas de tes ancêtres. Ta voix est la continuation de chants anciens. Ta douleur et ta joie ont leur place dans le cercle sacré de la vie. » Ce message n'est pas un dogme, mais une consolation profonde.

La symbologie de cette identité est riche et vivante. La couleur bleue du ciel, le son grave du tambour chamanique, l'arc de lumière à l'horizon à l'aube, le bêlement des troupeaux au loin, le nom d'une rivière qui garde les mémoires de rites oubliés – tout cela compose une grammaire spirituelle qui communique avec le cœur. Réassumer ce langage, c'est se reconnecter avec une mémoire profonde, qui n'a peut-être jamais été réellement perdue, seulement endormie. C'est comme réentendre une chanson qui, sans le savoir, a toujours été dans notre âme.

Il est important de noter que cette identité spirituelle n'exige pas l'exclusivité. Beaucoup de ceux qui aujourd'hui se reconnaissent tengristes continuent de fréquenter mosquées, églises ou temples bouddhistes. Le tengrisme n'exige pas le renoncement, seulement la vérité. Il invite à intégrer, à réconcilier, à reconnaître que derrière de nombreuses formes se trouve une même essence : la quête de connexion, de sens et de beauté. Ainsi, il n'entre pas en conflit avec d'autres croyances, mais les éclaire d'un point de vue ancestral. Un musulman qui comprend Tengri comme le visage cosmique d'Allah, un bouddhiste qui voit dans les rituels tengristes des expressions du dharma naturel, un chrétien qui reconnaît dans le ciel éternel le même Dieu créateur – tous peuvent boire à cette source sans crainte d'hérésie.

En temps de crise d'identité et d'excès de bruit, l'identité spirituelle tengriste offre silence et présence. Silence pour écouter les murmures de l'invisible ; présence pour habiter pleinement le corps, la terre, le temps. Elle ne s'impose pas par la force, mais se révèle par la beauté. Elle ne rivalise pas, mais invite. Elle ne ferme pas de portes, mais ouvre des chemins – non vers l'extérieur, mais vers l'intérieur. Et dans cette plongée intérieure, l'individu retrouve non seulement les dieux du ciel et de la terre, mais aussi son propre visage véritable.

Cette redécouverte, lorsqu'elle est collective, a des implications encore plus grandes. Des peuples entiers, en reprenant leur spiritualité autochtone, reconquièrent estime de soi, dignité et voix. Le tengrisme devient alors non seulement une religion, mais un mouvement de guérison historique. Il rend aux peuples turco-mongols la possibilité de raconter leur propre récit, non plus du point de vue de ceux qui les ont colonisés ou tenté de les convertir, mais à partir de leurs propres mythes, leurs propres valeurs, leur propre rythme. Et ce faisant, ils montrent au monde qu'il est possible d'être moderne sans être amnésique, d'être global sans être générique, d'être spirituel sans être aliéné.

En restaurant cette identité spirituelle, il ne s'agit pas seulement d'un retour aux racines, mais d'une renaissance qui actualise le passé sans le figer. Le tengrisme, en s'offrant comme chemin vivant, permet à chaque individu de se reconnecter avec son essence sans avoir besoin de nier les complexités du présent. C'est une spiritualité qui respire avec le temps, qui accepte la pluralité du monde moderne, mais ne renonce pas à la profondeur ancestrale. L'identité spirituelle, dans ce contexte, devient une boussole qui pointe vers l'intérieur, même lorsque les vents du monde soufflent dans des directions contraires. Et en suivant cette direction intime, l'être humain trouve de la solidité dans un monde d'impermanences.

Cette solidité, cependant, ne se manifeste pas comme rigidité, mais comme centre. Un centre à partir duquel on peut marcher librement, dialoguer avec l'autre sans peur de se perdre, aimer sans se fragmenter. La spiritualité tengriste n'a pas besoin de s'affirmer par la négation du différent, car elle est fermement enracinée dans ce qui est essentiel. C'est pourquoi elle fleurit sans prétentions de suprématie, et c'est justement pour cela qu'elle touche tant de cœurs.

Il est possible que quelqu'un découvre son identité spirituelle non parmi les tambours ou les chants, mais dans la contemplation silencieuse d'un arbre ou le souvenir soudain d'un nom ancestral oublié. La reconnaissance ne dépend pas de la forme – elle est acte de présence. Peut-être, en fin de compte, ce que le tengrisme enseigne sur l'identité spirituelle est-il l'art de se souvenir de qui l'on est sans avoir besoin de s'opposer à personne. Être entier, être vrai, faire partie – du ciel, de la terre, de l'histoire et de l'avenir. Telle est l'héritage que les peuples des steppes ont légué au monde : la certitude que l'âme a un territoire, une voix et un but. Et quand cette âme s'éveille, même en des temps lointains et des terres étrangères, elle apporte avec elle un souffle d'éternité qui transforme tout autour. Le ciel bleu demeure, silencieux et vaste, comme témoin et gardien de chaque retrouvaille.

Chapitre 30
Connexion Sacrée

Sous le manteau serein du ciel bleu, où le vent danse entre les collines et les échos anciens résonnent à travers les montagnes, existe un lien invisible et éternel qui unit tous les êtres. Ce lien n'est pas une croyance imposée, ni une structure théologique construite par des érudits. C'est une expérience vécue qui palpite au cœur de la spiritualité tengriste : la connexion sacrée. Une manière d'être au monde qui transcende le rationnel, qui ne dépend ni de textes sacrés ni de hiérarchies religieuses, mais naît de l'intimité entre l'esprit humain et le cosmos qui l'entoure. La connexion sacrée est le pont silencieux qui relie le cœur au ciel, les pieds à la terre, et l'âme au souffle divin qui imprègne toutes choses.

Dans le tengrisme, cette connexion est innée. Ce n'est pas quelque chose que l'on apprend ou conquiert, mais quelque chose que l'on reconnaît. Dès les premiers pas d'un nomade sur l'herbe humide de la steppe, le monde autour de lui murmure sa sacralité. Chaque élément – le feu qui réchauffe, l'eau qui désaltère, la montagne qui observe, le ciel qui enveloppe – est perçu comme partie d'un grand organisme vivant, une toile de relations spirituelles qui soutient l'équilibre universel.

L'être humain, dans ce contexte, n'est pas seigneur de la création, mais son fils. Et sa mission la plus profonde est de s'en souvenir chaque jour, à chaque geste, à chaque pensée.

Ce souvenir se réalise par des rituels simples et puissants. Jeter du lait au ciel à l'aube n'est pas seulement une tradition culturelle – c'est un acte de gratitude et de révérence. Attacher des rubans bleus aux arbres n'est pas du folklore – c'est reconnaître qu'un esprit y habite et mérite le respect. S'asseoir en silence devant un feu de camp n'est pas seulement du repos – c'est une méditation vivante, une écoute de l'invisible. Ces gestes, petits en apparence, sont immenses en signification. Ils tissent, fil à fil, la connexion sacrée entre l'individu et l'univers. Ils sauvent ce qui a été oublié : que la spiritualité véritable ne se crie pas, elle se murmure. Ne s'impose pas, se partage.

Il y a une poétique immanente dans cette forme de spiritualité. La connexion sacrée dans le tengrisme n'exige pas de temples – car la coupole du ciel est le plus grand d'entre eux. Elle ne demande pas de prêtres – car chaque être est capable de dialoguer directement avec les esprits. Elle ne se limite pas à un jour de la semaine ou à une saison de l'année – mais se manifeste au quotidien, dans le respirer, le marcher, le regard attentif. Elle est dans la manière dont on traite un animal, la façon dont on cueille une plante, le respect du silence des aubes. Et, surtout, elle est dans la conscience que chaque action humaine résonne dans le tissu du cosmos – pouvant renforcer ou rompre les liens sacrés qui nous unissent à tout ce qui vit.

Pour les pratiquants modernes du tengrisme, cette connexion sacrée a pris de nouveaux contours. Au milieu du béton des villes et du bruit de la technologie, il y a un effort conscient pour sauver cette relation spirituelle avec le monde. Beaucoup trouvent dans la nature urbaine – un arbre solitaire, une pluie soudaine, le vol d'un oiseau – des points de contact avec l'invisible. D'autres cherchent parcs, forêts ou montagnes les week-ends non seulement comme loisir, mais comme pèlerinage silencieux. Et il y a encore ceux qui, même dans des appartements exigus, allument des bougies, maintiennent des autels avec des pierres, des herbes, des photos d'ancêtres, créant des microcosmes de sacralité là où il n'y avait auparavant que du vide. Dans ces gestes, l'esprit ancestral du tengrisme se manifeste sous de nouvelles formes – adapté, mais vivant.

La connexion sacrée a aussi un profond aspect psychologique. En temps d'anxiété, de solitude et de fragmentation, elle offre un antidote efficace. En se reconnectant avec le monde naturel et spirituel, l'individu redécouvre sa propre intégrité. Il se sent partie de quelque chose de plus grand, guidé par des forces qui ne se voient pas, mais se ressentent. Beaucoup rapportent des expériences mystiques devant le ciel étoilé – une sensation de plénitude, d'appartenance cosmique, de paix intérieure qu'aucune explication rationnelle ne peut contenir. Cet état de conscience élargie, commun dans les pratiques chamaniques, n'est pas délire, mais retrouvailles avec la dimension sacrée de l'existence. C'est le retour au centre.

Dans le tengrisme, il n'y a pas de séparation entre le sacré et le profane. Tout est sacré – si c'est vécu avec conscience. L'alimentation, le sommeil, le travail, la sexualité, l'éducation des enfants, le vieillissement – tous les cycles de la vie font partie d'une grande cérémonie cosmique. Et la connexion sacrée s'exprime justement dans cette intégration : il n'est pas nécessaire de fuir le monde pour trouver le divin. Il est ici, maintenant, dans l'odeur de la terre mouillée, le bruit du vent entre les feuilles, le contact d'une main amie. Reconnaître cela, c'est s'éveiller. Vivre cela, c'est honorer l'héritage des ancêtres.

La transmission de cette spiritualité ne se fait pas par endoctrinement, mais par l'exemple. Un enfant qui voit ses parents jeter du lait au ciel, qui grandit en écoutant des histoires d'esprits de la montagne, qui apprend à demander la permission à l'arbre avant de couper une branche – cet enfant intériorise la sacralité du monde. Et même si la vie urbaine l'en éloigne momentanément, la graine de la connexion sacrée sera plantée dans son âme, prête à fleurir le moment venu. Le tengrisme, ainsi, se perpétue non par des structures institutionnelles, mais par des gestes expérientiels, par la mémoire corporelle, par l'affect rituel.

Il est important de noter que cette connexion n'est pas seulement avec le visible. Elle s'étend aux ancêtres, aux esprits des morts, aux protecteurs invisibles qui habitent les plans subtils. Pour les tengristes, les ancêtres ne sont pas morts – ils ont seulement changé de demeure. Ils accompagnent les vivants, guident, protègent, enseignent. Et maintenir ce lien vivant – par des prières, des offrandes, des souvenirs – c'est maintenir vivante aussi sa propre identité. La connexion sacrée est donc aussi un pont entre les temps. Elle unit le passé au présent, et prépare le terrain pour l'avenir.

Il y a un enseignement silencieux, mais puissant, dans la manière dont les anciens Mongols ou Turcs regardaient le ciel. Ils l'appelaient Tengri – mais ne le représentaient par aucune image. Le ciel était le visage même de Dieu, nu, infini, bleu. Le regarder était une prière. Et cela nous rappelle que la connexion sacrée n'a pas besoin d'intermédiations. Elle est dans le regard attentif, le cœur ouvert, la présence pleine. Elle est dans le silence qui écoute et la parole qui bénit. Elle est, surtout, dans l'humilité de reconnaître que nous sommes poussière et étoile à la fois – petits devant l'univers, mais indispensables à son harmonie.

Aujourd'hui, en marchant parmi les ruines de cultures éteintes ou de temples abandonnés, il est possible de sentir que la véritable spiritualité ne meurt pas. Elle change seulement de vêtements, de langage, de demeure. Le tengrisme, en offrant l'expérience directe de la connexion sacrée, montre qu'il n'est pas nécessaire de reconstruire de grandes structures pour vivre le sacré. Il suffit de réapprendre à écouter. De se souvenir. De se reconnecter avec la terre, avec le ciel, avec la flamme ancestrale qui brûle encore silencieusement à l'intérieur de chaque être humain.

Cet acte de reconnexion, lorsqu'il est vécu avec sincérité, rend au quotidien un éclat que la hâte moderne a tendance à effacer. Chaque instant peut devenir rite, chaque lieu peut être autel. La sacralité ne réside pas dans les objets en soi, mais dans le regard qui les consacre. L'enfant qui joue dans la boue, l'ancien qui contemple le crépuscule, la femme qui chante en préparant la nourriture – tous participent à une liturgie invisible, où le monde entier devient un temple vivant. Le tengrisme nous rappelle qu'il n'y a pas de distance entre l'esprit et la vie ; que la spiritualité authentique n'est pas exception, mais permanence. Et que le divin se révèle, surtout, dans l'intégrité des petits gestes.

Avec cette compréhension, l'existence se transforme. La connexion sacrée n'exige ni isolement ni ascétisme, mais présence radicale. Elle ne s'atteint pas en fuyant les responsabilités humaines, mais en les intégrant à la conscience du sacré. Être fils du ciel et de la terre implique de vivre avec une responsabilité aimante : prendre soin, protéger, remercier. Le lien avec l'invisible n'éloigne pas de la matière – au contraire, il en fait un canal d'expression spirituelle. Et ainsi, toucher la terre peut être bénédiction. Prendre soin de quelqu'un peut être prière. Travailler avec dévouement peut être offrande. La vie cesse d'être un fardeau et devient don – quand on vit l'âme éveillée au mystère qui imprègne tout.

La connexion sacrée, enfin, est moins un chemin à parcourir qu'un état à se remémorer. C'est le retour à ce qui a toujours été présent, même oublié. Dans le silence intérieur, dans les souvenirs qui affleurent sans raison, dans l'impulsion soudaine de contempler le ciel – là réside l'appel. Et répondre à cet appel ne requiert ni diplômes ni maîtres, seulement l'abandon. Le tengrisme, avec sa sagesse ancestrale, nous invite à vivre de manière sacrée sans séparer le spirituel de l'humain. À tisser, avec le fil de la conscience, un pont entre ce que nous sommes et ce que nous avons toujours été. Sous le Ciel Éternel, tout est uni – et s'en souvenir est, peut-être, le plus haut des rituels.

Chapitre 31
Re-signification Moderne

Alors que les sables du temps glissent silencieusement sur les vastes steppes de l'histoire, le tengrisme – cette ancienne et vitale spiritualité des peuples turcs et mongols – ne disparaît pas. Il se transforme. Il ne s'efface pas sous les vents modernes, mais ressurgit sous de nouvelles formes, comme des braises qui persistent sous les cendres de l'oubli. Et dans cette résurrection silencieuse, le processus de re-signification prend des contours cruciaux. La sagesse ancestrale n'est pas laissée derrière ; elle est transcrite, adaptée, réinterprétée, comme si les anciens chants gagnaient de nouveaux instruments. Le XXIe siècle, avec sa vitesse vertigineuse et ses défis existentiels inédits, exige ce mouvement de recréation du sacré, et le tengrisme répond avec une vitalité surprenante.

Re-signifier, dans ce contexte, n'est pas dénaturer. C'est traduire. C'est prendre les symboles d'hier et leur donner de nouveaux contours sans leur enlever leur essence. Un ovoo érigé sur la montagne continue d'être un point de connexion avec les esprits – mais peut maintenant s'allier à une cause écologique, comme symbole de protection de la nature. Un tambour chamanique, autrefois outil de transe, devient aussi un instrument thérapeutique lors de séances de guérison émotionnelle contemporaine. Les dieux célestes et les esprits de la terre n'ont pas besoin d'être considérés comme des êtres littéraux pour que leur message touche profondément. Ils peuvent être des archétypes, des forces de la psyché, des métaphores vivantes. L'esprit de la montagne peut être autant une entité invisible que l'expression symbolique de l'imposance, de la stabilité, de l'ancestralité du paysage lui-même.

Cette plasticité du tengrisme est sa plus grande force. Contrairement aux systèmes dogmatiques qui exigent l'orthodoxie, il se permet la fluidité. Un jeune Kazakh à l'âme scientifique peut regarder Tengri et voir le cosmos, le champ quantique, l'ordre universel. Une femme urbaine de Mongolie peut voir en Umay non pas une déesse, mais la représentation de son intuition maternelle, de la force qui protège ses enfants dans le chaos de la ville. Ainsi, l'ancienne foi ne se fossilise pas – elle palpite dans les interlignes de la vie moderne, comme une rivière souterraine qui jaillit là où on l'attend le moins.

Le langage participe également à cette renaissance symbolique. Des termes ancestraux sont sauvés, mais avec de nouvelles nuances. Des mots comme *kut*, *sülde*, *tör* gagnent de l'espace dans les conversations, les blogs, les chansons et même les discours politiques, non comme des reliques ethnographiques, mais comme des mots-vivants qui nomment des expériences intimes. Certains appellent leur énergie vitale *kut* au lieu d'« âme » ou d'« esprit ». D'autres se réfèrent à leur dignité personnelle comme *tör*, évoquant les anciens codes moraux du clan. Ce vocabulaire symbolique rend une densité spirituelle à l'existence quotidienne. Parler de ces termes, c'est aussi invoquer une mémoire collective qui vibre encore, même sous les couches de la modernité globalisée.

Le domaine éducatif, à son tour, offre une arène prometteuse pour la re-signification du tengrisme. Des écoles en Mongolie, au Kazakhstan et en Bouriatie ont inclus dans leurs programmes des éléments de la mythologie et de la spiritualité autochtones. Des professeurs expliquent la signification des rituels, racontent des légendes ancestrales et organisent des visites de sites sacrés. Mais ils le font de manière à intégrer, non à exclure. Tengri n'est pas présenté comme une alternative exclusive aux religions établies, mais comme partie du patrimoine spirituel et identitaire des peuples. Grâce à cela, des générations qui ont grandi aliénées de leurs racines commencent à y voir non pas un retard, mais une force. Et elles ressentent de la fierté pour le ciel bleu que leurs ancêtres adoraient – non par nostalgie, mais par reconnaissance.

Dans les arts, le processus est encore plus intense. Des musiciens mêlent rythmes électroniques et chants gutturaux chamaniques, créant un son qui vibre entre le passé et l'avenir. Des cinéastes reprennent des récits héroïques où les protagonistes entendent des présages dans les vents et font des offrandes au feu avant la bataille. Des peintres dépeignent les dieux célestes avec des traits modernes, réinterprétant leurs physionomies selon les dilemmes du présent. Et des écrivains, en particulier les poètes, ont sauvé le vocabulaire spirituel traditionnel comme source d'inspiration existentielle. Dans leurs mots, le ciel n'est pas seulement un décor – c'est un personnage, un témoin, un juge silencieux.

Dans les villes, des groupes de jeunes se réunissent pour réaliser des cérémonies tengristes – mais avec des innovations. Parfois, il n'y a pas de chaman traditionnel présent, mais un facilitateur qui a étudié les pratiques ancestrales et les adapte avec respect. Le tambour est joué à côté d'ordinateurs. Les rubans bleus sont attachés non pas à des arbres sacrés, mais à des balcons en béton. Et malgré tout, l'esprit se manifeste. Car l'essentiel demeure : l'intention sincère de reconnexion, la gratitude silencieuse au ciel, la révérence à la terre. C'est là que se révèle le pouvoir du tengrisme – sa capacité à se modeler au contexte sans perdre son noyau vibrant.

On ne peut ignorer que cette re-signification moderne soulève des débats. Certains critiques accusent les pratiquants urbains de « diluer » la tradition, transformant le sacré en spectacle ou en thérapie de luxe. D'autres, plus conservateurs, rejettent toute adaptation et clament un retour « pur » aux rituels archaïques. Mais le temps montre que c'est justement l'adaptation qui garantit la survie. Le tengrisme qui fleurit aujourd'hui n'est pas une copie du passé, mais sa continuité dynamique. Il incorpore, transforme et intègre. Il ne se ferme pas sur des dogmes, mais s'ouvre à des interprétations. Et dans ce mouvement, il éduque – non par l'imposition, mais par l'enchantement.

La science, loin d'être ennemie, trouve également des points de contact avec cette spiritualité renouvelée.

Des études sur la santé holistique, la psychologie transpersonnelle et la neuroscience de la méditation reconnaissent les bénéfices de pratiques inspirées du chamanisme. Le battement rythmique du tambour, par exemple, a des effets prouvés sur la synchronisation cérébrale. Les rituels de gratitude réduisent le stress. Le contact avec la nature améliore la santé mentale. Ainsi, ce que les anciens savaient par expérience vécue, la science le confirme par expérimentation. Et cela ne vide pas le mystère – cela élargit seulement la conscience.

La technologie, qui semble initialement opposée à l'esprit ancestral, peut aussi servir de véhicule. Les réseaux sociaux sont devenus des espaces de diffusion des enseignements tengristes. Des vidéos expliquent des mythes, des podcasts interviewent des chamans, des applications marquent les dates de célébration du solstice. Il existe même des jeux électroniques avec des scénarios basés sur la cosmologie turco-mongole. Cela attire les jeunes, qui se sentent partie de quelque chose d'ancien et de nouveau à la fois. C'est un mariage improbable, mais possible : ancestralité et innovation. Le ciel éternel trouve son reflet sur les écrans numériques – non comme substitut, mais comme écho.

L'éthique tengriste trouve également son expression dans des causes modernes. Des groupes environnementaux inspirés par le respect des esprits de la nature luttent contre la destruction des forêts et des rivières. Des mouvements indigènes et culturels promeuvent la valorisation des savoirs ancestraux, en partie alimentés par la renaissance spirituelle. Et il y a même des tentatives d'intégrer le tengrisme à des propositions de gouvernance éthique – avec des dirigeants évoquant des valeurs comme la parole honorée, l'hospitalité, le sens de la collectivité. Le vieil idéal de gouverner au nom du Ciel, comme le faisaient les khagans légitimes, ressurgit dans des discours de responsabilité écologique et de justice sociale.

Le tengrisme moderne n'est donc pas une religion au sens occidental. C'est une spiritualité en constante re-signification. Un tissu symbolique qui s'étend selon les besoins de l'âme contemporaine. Il n'exige pas une foi aveugle, mais invite à l'expérience. Il n'impose pas de dogmes, mais inspire des questions. Et c'est peut-être pour cela qu'il ressurgit avec tant de force – parce que le monde actuel, saturé de certitudes, aspire au sens. Et ce sens, comme le savaient les anciens, peut être trouvé dans le vent qui souffle de l'est, dans le feu qui danse en silence, dans le ciel qui n'a jamais cessé de veiller sur nous.

Cette force de re-signification se manifeste, par-dessus tout, dans la manière dont le tengrisme touche les vies individuelles, éveillant des mémoires qui ne sont pas seulement personnelles, mais collectives, profondes, souvent inexplicables. Il ne s'agit pas d'une simple reprise de coutumes, mais d'un mouvement intérieur qui cherche à restaurer le lien entre l'être humain et le mystère. Chaque adaptation faite avec révérence ne diminue pas la tradition — elle la renouvelle, permettant à l'essence de rester vivante où qu'elle soit. Le sens sacré, si cher à l'esprit tengriste, ne réside pas dans les formes fixes, mais dans la capacité d'écouter l'invisible et d'y répondre avec authenticité. Et c'est pourquoi, même dans les environnements les plus urbanisés, cette spiritualité continue de fleurir avec force et cohérence.

En même temps, cette renaissance spirituelle moderne n'efface pas les défis. Il y a des tensions naturelles entre tradition et innovation, entre l'aspiration à la pureté et la nécessité d'évolution. Mais ce que le tengrisme démontre, c'est que la fidélité à l'origine ne consiste pas à préserver chaque détail, mais à maintenir vivant le souffle qui anime le tout. Ce souffle est ce qui pousse les jeunes à battre des tambours dans des appartements, ce qui inspire les professeurs à raconter des légendes oubliées, ce qui guide les militants à lutter pour les rivières et les forêts comme s'ils luttaient pour leur propre âme.

Re-signifier est donc un acte de courage spirituel — c'est croire que le sacré peut renaître, même quand il semble enseveli sous les bruits et les bétons. Dans l'immensité d'un monde en transformation, le tengrisme ressurgit non comme relique, mais comme réponse. Il ne cherche ni à gagner des disputes religieuses ni à occuper des espaces de pouvoir institutionnel. Il offre une forme d'écoute, une éthique d'appartenance, une spiritualité qui se modèle au temps sans s'y courber. Et tant qu'il y aura quelqu'un pour regarder le ciel et sentir un appel, pour toucher la terre avec révérence, pour entendre un tambour et sentir son cœur s'aligner au rythme du cosmos — le tengrisme continuera, re-signifié, mais entier, comme un souffle ancien qui se reconnaît dans l'avenir.

Chapitre 32
Sagesse Ancestrale

Bien au-delà de toute doctrine écrite, l'essence du tengrisme réside dans une sagesse vivante, qui traverse les générations comme une mélodie ancestrale, silencieusement transmise entre les battements du tambour, les chants murmurés au vent et les décisions prises à l'ombre d'un arbre sacré. Cette sagesse ne se prétend pas systématisée, ni ne s'impose par des dogmes — elle existe comme un champ de présence, un sol fertile où chaque geste quotidien porte un enseignement, et où la Terre, le Ciel, les esprits et les ancêtres parlent par le biais de symboles, de signes et de rythmes. Cette forme de savoir, parfois ignorée ou sous-estimée, est justement celle qui échappe le plus à l'érosion du temps : une sagesse subtile, mais résistante, qui a survécu à l'invasion des empires, aux conversions religieuses forcées et à la modernité corrosive.

La sagesse ancestrale du tengrisme ne commence pas avec un prophète ni avec un livre. Elle commence avec le regard attentif du chasseur qui comprend le mouvement du vent et le silence de la proie ; avec l'ouïe du berger qui distingue dans la voix du bétail des signes de contentement ou d'alarme ; avec la mère qui observe le ciel avant d'accoucher, confiant que l'enfant naîtra sous de bons présages. Elle commence avec le geste du vieillard qui verse du lait au sol à l'aube, honorant la Mère Terre, et avec l'enfant qui apprend que le feu n'est pas seulement chaleur, mais esprit. Ce sont ces pratiques qui façonnent un savoir qui ne s'enseigne pas dans les écoles, mais qui se grave dans le corps, les sens, le cœur. Un savoir qui est plus respiré qu'appris.

Au sein de cette charpente invisible d'enseignements, les anciens distinguaient plusieurs types d'âmes — chacune avec son rôle et son destin. Savoir quelle âme était tombée malade ou s'était éloignée était aussi important que de diagnostiquer une fièvre. C'était cette vision plurielle de l'être qui enseignait qu'on ne peut traiter le corps sans toucher l'esprit, ni soigner le mental sans se réconcilier avec les ancêtres. La sagesse, dans le tengrisme, c'est aligner les multiples couches de l'être : le *nefes* (souffle), la *sülde* (âme de l'identité), le *kut* (force vitale) et l'esprit qui vagabonde en rêves. Chaque terme ancestral porte des siècles d'observation de la nature humaine, condensée en mythes et métaphores. Et c'est par le biais de ces mythes — jamais clos, toujours ouverts au symbole — que les peuples de la steppe ont compris leur relation avec le cosmos.

La cosmovision tengriste propose que l'univers est en dialogue constant avec lui-même. Les trois mondes — le supérieur, le médian et l'inférieur — ne sont pas des compartiments étanches, mais des dimensions perméables, reliées par les racines et les branches d'un Arbre du Monde qui pousse aussi à l'intérieur de l'être humain. Cet arbre symbolique, dont les racines touchent les esprits du monde souterrain et dont la cime s'élève jusqu'aux sphères célestes, est une carte interne. On y apprend que l'équilibre ne se conquiert pas en niant les profondeurs ni ne s'atteint seulement en visant les hauteurs. La véritable sagesse réside dans le fait de savoir monter et descendre, comme le chaman qui voyage entre les mondes pour apporter la guérison. L'image du chaman qui danse autour du feu est, en ce sens, un archétype d'intégration : il ne fuit pas le monde, mais s'y plonge, pour réintégrer ce qui est fragmenté, recueillir ce qui a été perdu, restaurer l'harmonie.

Cette sagesse se révèle également dans le langage. Les proverbes anciens — transmis comme des chansons, des refrains ou des avertissements — encapsulent des leçons de survie, de respect et de compassion. Disaient les anciens : « Ne coupe pas l'arbre qui te donne de l'ombre », ou « Le cheval ne rit pas de la montagne qui est tombée, car demain elle peut se relever ». Ces phrases, apparemment simples, portent les échos d'une éthique profonde, enracinée dans la réciprocité. La forêt protège celui qui la respecte. La rivière rend à celui qui ne la souille pas. L'animal qui se livre au chasseur est rappelé, non oublié. Bien vivre, dans cet univers symbolique, c'est vivre en relation — avec les êtres visibles et invisibles, avec les vivants et avec ceux qui sont partis. C'est pourquoi les rituels d'offrande ne sont pas de simples formalités, mais des gestes de gratitude et d'équilibre cosmique.

Il y a aussi une sagesse thérapeutique inscrite dans les pratiques chamaniques. La notion que les traumatismes spirituels se manifestent comme maladies physiques ou psychiques est millénaire dans le tengrisme, bien avant que la psychologie moderne ne formule le concept de « somatisation ». Le chaman, en aspirant un « objet intrus » du corps d'un malade ou en restituant son âme perdue après une frayeur, réalise un type de guérison symbolique qui résonne encore aujourd'hui avec les pratiques de la psychologie transpersonnelle ou de la médecine énergétique. Il existe des registres de séances où des patients modernes, même sans comprendre la cosmologie tengriste, expérimentent un soulagement profond en participant à ces rituels. C'est parce que le langage symbolique accède à des zones de la conscience que la raison n'atteint pas. L'âme, comme le savaient les anciens, répond mieux aux chants qu'aux arguments.

La sagesse ancestrale du tengrisme se manifeste également dans la relation au temps. Le temps, pour le nomade spirituel, n'est pas linéaire. Il est cyclique, spiralé, saisonnier. Chaque saison apporte un enseignement : le printemps renouvelle, l'été célèbre, l'automne prépare et l'hiver recueille. Vivre selon ce temps, c'est apprendre à écouter les rythmes de la nature et les rythmes internes. Il y a un temps pour planter et un temps pour ne pas planter ; un temps pour parler et un temps pour se taire ; un temps pour agir et un temps pour écouter. Ce savoir rythmique est vital à une époque où tout est urgence. Le tengrisme enseigne la pause, le rite, l'intervalle sacré. Et, pour cela, en sauvant sa sagesse, nous sauvons aussi une autre manière d'habiter le temps — plus connectée, plus respectueuse, plus entière.

Les mythes, dans ce processus, ne sont pas de simples histoires anciennes. Ce sont des pédagogies symboliques. Le mythe d'Erlik, qui descend dans les mondes inférieurs et tente de voler la création d'Ulgen, est un récit d'ambivalence et d'apprentissage : le mal n'est pas seulement punition, mais aussi maître. L'histoire de la louve bleue qui guide les ancêtres turcs de la destruction à la renaissance est un récit sur la résilience, la maternité et la direction intérieure. Ces mythes, racontés autour du feu pendant des générations, ne sont pas de la fantaisie — ce sont des cartes de l'âme. Et quand quelqu'un de moderne écoute, lit ou vit ces histoires lors d'un rituel ou d'une performance, quelque chose se réactive. C'est comme si la mémoire profonde de l'espèce — celle qui nous relie à la Terre — s'éveillait.

Aujourd'hui, universités et centres de recherche commencent à reconnaître cette sagesse ancestrale non plus comme folklore, mais comme système complexe de connaissance. Anthropologues, psychologues et philosophes redécouvrent dans le tengrisme des clés pour comprendre la spiritualité pré-moderne et, paradoxalement, des chemins pour l'avenir. Car il y a une vérité de plus en plus claire : le progrès technique ne suffit pas. Nous avons besoin d'horizons spirituels. Et les traditions ancestrales, comme le tengrisme, n'offrent pas seulement un contenu religieux — elles offrent des ontologies, des manières d'être, des perspectives sur la vie qui défient le paradigme dominant.

Le retour à cette sagesse, cependant, exige plus que l'étude. Il exige l'écoute. Il exige que le monde moderne réduise au silence pour un instant ses bruits d'efficacité et de résultats, et se permette d'écouter le murmure du feu, le balancement de l'arbre, le vol du faucon. Cette écoute est la porte vers ce que les anciens appelaient la « voix du Ciel ». Et bien qu'on ne puisse prouver cette voix, celui qui l'entend sait qu'elle existe. C'est la voix qui dit : tu fais partie. Tu es connecté. Tu as une place dans le cercle de la vie.

Cette écoute, lorsqu'elle est cultivée avec humilité, devient un portail vers une autre forme de connaissance — plus intuitive, plus expérientielle, moins anxieuse de contrôle. La sagesse ancestrale du tengrisme ne demande pas que l'on comprenne tout, mais que l'on soit présent. Que l'on marche avec respect, que l'on parle avec intention, que l'on écoute avec tout son corps. En temps de fragmentation et d'hyperconnexion vide, cette sagesse réapparaît comme un remède silencieux, un rappel de l'intégrité. Ceux qui se permettent de la toucher redécouvrent qu'apprendre n'est pas accumuler, mais éveiller. Et qu'il y a un savoir qui ne se révèle que dans la relation : avec les éléments, avec les autres, avec l'invisible.

Dans ce mouvement, le sauvetage de la sagesse ancestrale ne signifie pas un retour au passé comme musée, mais comme source. C'est une plongée dans les racines pour fleurir avec authenticité dans le présent. Les jeunes qui s'approchent du tengrisme le font souvent en quête d'identité, mais finissent par découvrir aussi un sens de la direction et de l'appartenance qui transcende l'individuel. Et c'est à ce point que la sagesse des anciens se confirme vivante : elle ne dicte pas de chemins tout faits, mais oriente à regarder le ciel, à sentir le sol, à reconnaître les signes et à décider le cœur aligné au cosmos. Cela ne peut être enseigné par des formules — mais peut être vécu. Et, quand vécu, transforme.

La sagesse ancestrale du tengrisme nous rappelle qu'être sage n'est pas accumuler des réponses, mais cultiver la présence. Qu'honorer les ancêtres, c'est aussi transformer le monde de manière à ce qu'ils le reconnaissent comme digne. Qu'écouter la « voix du Ciel » n'est pas le privilège de quelques-uns, mais le droit et la responsabilité de tous ceux qui respirent sous lui. Dans un monde de plus en plus avide de solutions rapides, cette tradition ancestrale nous offre quelque chose de plus profond : une manière d'être qui ne sépare pas le savoir du sentir, ni l'humain du sacré. Et c'est peut-être cela dont nous avons le plus besoin maintenant — non plus de connaissance, mais de sagesse. Et celle-ci, comme le savaient les anciens, naît du silence, de l'écoute et de la marche avec le Ciel et la Terre dans le cœur. Car comme disaient les anciens de la steppe, « le savoir du ciel ne s'écrit pas – il se respire ». Et le respirer, aujourd'hui, est une forme de résister, de se souvenir et de renaître. Sous le même ciel bleu.

Chapitre 33
Harmonie Cosmique

La traversée de l'univers spirituel du tengrisme nous conduit, sans cartes ni promesses, à la perception que tout ce qui existe palpite au même rythme primordial. Il n'y a pas de mot plus précis pour ce rythme que l'harmonie. Non pas une harmonie illusoire, faite d'ordre immuable et de silence imposé, mais une harmonie vivante, vibrante, changeante comme le vent dans les steppes, qui reconnaît le conflit et la transition comme parties de l'équilibre dynamique de l'existence. Dans le tengrisme, cette harmonie cosmique n'est pas seulement un idéal philosophique — c'est une réalité expérientielle, vécue à travers la connexion entre l'être humain, le monde naturel et les forces invisibles qui traversent les deux.

L'essence du tengrisme a toujours été relationnelle. L'être humain n'existe pas comme entité séparée ; il est fils de la Terre et du Ciel, frère des animaux, cousin des arbres et neveu des montagnes. Cela implique une responsabilité cosmique : vivre, c'est participer activement à un réseau de relations qui s'étend au-delà de ce que les yeux atteignent. Dans ce contexte, chaque action a une conséquence spirituelle. Verser du lait à l'aube n'est pas un geste symbolique vide, mais une reconnaissance du flux de don entre ce que l'on reçoit et ce que l'on rend. Offrir du tabac au sol, allumer le feu avec révérence, appeler par son nom un esprit gardien — tout cela sont des formes de maintenir vivante la danse de l'équilibre.

L'harmonie cosmique s'exprime aussi dans la cosmologie tripartite qui soutient la pensée chamanique : le monde du milieu, où nous vivons ; le monde d'en haut, foyer des forces lumineuses et de l'ordre ; et le monde d'en bas, où reposent les mystères, les ombres et les forces qui guérissent par confrontation. Entre ces mondes, il n'y a pas de séparation rigide, mais une interpénétration constante. C'est dans ce va-et-vient que réside la sagesse du chaman : monter aux cieux pour apporter des messages, descendre dans le monde souterrain pour sauver des âmes, retourner au plan matériel pour restaurer la santé et l'ordre. L'harmonie cosmique se manifeste dans la fluidité avec laquelle les plans se touchent, sans hiérarchie absolue, sans exclusion. Chaque monde a son rôle, et mépriser l'un d'eux, c'est rompre l'équilibre.

C'est dans cette perspective que l'on comprend l'importance du rituel. Le rituel est le fil qui tisse les mondes. C'est en lui que le temps ordinaire est suspendu et qu's'ouvre un espace-temps sacré où l'harmonie cosmique peut être restaurée ou renforcée. Quand un tambour résonne sous la nuit étoilée et qu'une voix entonne les noms des ancêtres, il ne s'agit pas de nostalgie, mais de reconnexion. Ce qui était dispersé commence à converger : les vivants et les morts, les humains et les non-humains, le visible et l'invisible. Le rituel rééquilibre non seulement les éléments extérieurs, mais aussi les intérieurs — les parties de l'être qui étaient en dissonance recommencent à s'entendre.

Au quotidien, cette harmonie se traduit par des actions simples, mais chargées d'intention. Le berger qui remercie le troupeau avant l'abattage, le paysan qui plante selon les phases de la lune, l'ancienne qui murmure des bénédictions au thé qu'elle offre à ses petits-enfants. Ces gestes soutiennent un monde qui n'a pas été coupé en morceaux, mais qui reste entier. Et ce monde entier n'est pas moins réel parce qu'il est invisible aux yeux distraits. Au contraire : c'est lui qui soutient tout le reste.

L'harmonie cosmique exige aussi l'écoute. Écoute de ce qui ne parle pas avec des mots : le silence des montagnes, le murmure des rivières, le chuchotement du feu. Dans le tengrisme, apprendre à écouter est peut-être la vertu la plus fondamentale. Écouter les signes de la nature, les rêves, les présages. Écouter sa propre intuition comme si c'était la parole d'un esprit allié. Écouter les anciens non seulement avec les oreilles, mais avec le corps, avec le temps, avec l'humilité. Parce que c'est dans l'écoute que l'âme apprend la place qu'elle occupe au sein de l'immensité.

En termes pratiques, cette écoute se traduit par des formes spécifiques d'agir dans le monde. L'agriculture respectueuse qui n'épuise pas le sol. La chasse cérémonielle qui reconnaît le don de l'animal. L'architecture qui s'oriente par le soleil et les vents. La musique qui s'accorde avec les sons de la nature. Tous ces aspects, bien qu'ils semblent techniques ou fonctionnels, sont des expressions d'une harmonie plus grande — celle qui existe entre le faire humain et l'intelligence de l'univers.

Le tengrisme enseigne aussi que cette harmonie n'est pas quelque chose que l'on conquiert une fois pour toutes. Elle est fragile, transitoire, exige une maintenance constante. Comme le cheval qui doit être brossé tous les jours, comme le feu qui a besoin de nourriture, l'harmonie a besoin d'attention, de renouvellement, de soin. Cela signifie que l'être humain est co-auteur de l'ordre cosmique. Pas un simple spectateur, ni un dominateur, mais un participant actif. Un jardinier de l'invisible. Et cela implique responsabilité, vigilance et, surtout, dévotion.

Dans le monde moderne, où tout est fragmenté, accéléré et quantifié, cette notion d'harmonie cosmique peut sembler romantique ou naïve. Mais il suffit de regarder les crises — environnementales, spirituelles, sociales — pour percevoir que le déséquilibre actuel n'est pas technique, il est ontologique. Il manque une vision de totalité, une éthique du soin, une spiritualité qui reconnaisse l'autre — qu'il soit humain, animal ou montagne — comme sacré. Le tengrisme offre cette vision. Non comme un système fermé, mais comme un horizon à partir duquel d'autres formes de vie sont possibles.

Et peut-être le plus important : cette harmonie n'est pas une utopie lointaine. Elle peut être touchée maintenant, à cet instant précis, en respirant avec conscience, en regardant le ciel avec révérence, en touchant la terre avec respect. Chaque être humain porte en lui la possibilité de devenir pont entre les mondes, d'être un axe d'équilibre. Le chaman, en ce sens, n'est pas seulement une figure externe, mais une fonction interne. Chacun peut être le chaman de soi-même, à condition d'accepter l'appel du Ciel et de la Terre, et d'être disposé à cheminer entre les ombres et les lumières avec courage et humilité.

Au final, ce que le tengrisme enseigne n'est pas un ensemble de croyances, mais une manière d'être au monde. Une manière qui voit dans le ciel une présence vivante, dans la terre une mère nourricière, dans les vents des messagers, dans les animaux des compagnons, dans les rivières des maîtres. Une manière qui célèbre les cycles, honore les morts, chante pour les esprits et danse avec les étoiles. Une manière qui rappelle que la vie n'est pas quelque chose de séparé de la spiritualité — elle est elle-même le rite, le temple, l'offrande.

Vivre en harmonie cosmique, dans la vision tengriste, c'est se reconnaître comme partie d'une symphonie invisible où chaque être a sa note, sa mesure, sa mélodie singulière. Quand cette reconnaissance se produit, même le geste le plus simple — comme marcher pieds nus sur l'herbe ou lever les yeux au ciel avant de dormir — devient prière. Cette forme de spiritualité ne cherche pas à transcender le monde, mais à l'habiter avec intégrité. L'harmonie, ainsi, n'est pas une abstraction distante, mais une pratique incarnée : elle est dans la manière dont on respire, on parle, on cueille, on se tait. Et cette pratique se renouvelle chaque jour, car l'équilibre est mouvement, jamais état fixe.

Cette conscience d'appartenance ne nie ni la douleur ni le chaos, mais les accueille comme partie du flux. Le tonnerre a autant sa place que la brise. La perte enseigne aussi, le vide parle aussi. En comprenant cela, le pratiquant du tengrisme apprend à cheminer avec légèreté entre des forces qu'il ne peut contrôler, mais avec lesquelles il peut dialoguer. La vie, alors, cesse d'être une bataille contre le destin et devient une danse avec le mystère. C'est cette compréhension qui donne de la profondeur à l'harmonie cosmique : elle n'exige pas la perfection, seulement la présence. Elle n'exige pas de certitudes, seulement l'abandon. Elle ne se soutient pas par la force, mais par l'écoute, le soin, le constant retour au centre.

En reconnaissant que tout est relation — avec le ciel, la terre, les esprits, les autres êtres et soi-même — l'individu reprend sa place sacrée dans le cercle de la vie. Et dans ce cercle, personne n'est plus important que l'autre, personne n'est au-dessus ou en dessous : tous participent au même souffle, à la même danse cosmique. Telle est la leçon qui résonne doucement dans les pratiques, mythes, chants et silences du tengrisme. Une leçon qui, bien qu'ancestrale, reste vivante car elle palpite là où quelqu'un s'arrête pour écouter le vent et se souvenir que la vie n'est pas séparée du sacré — elle *est* le sacré, dans sa forme la plus pleine.

Épilogue

Le Voyage Continue en Vous

Il n'est pas possible de sortir indemne d'une traversée comme celle que vous venez de faire. Ce que ce livre a révélé, ce ne sont pas seulement des pratiques anciennes ou des fragments oubliés d'une culture ancestrale — ce sont les clés d'une spiritualité qui palpite encore, silencieuse, à travers les voiles du monde moderne. Et maintenant que ces clés vous ont été remises, quelque chose en vous a changé. Peut-être discrètement, comme le vent qui change de direction. Peut-être intensément, comme le feu qui consume et purifie.

Le Tengrisme, tel que présenté ici, n'exige pas un retour littéral aux steppes, aux tentes ou aux rituels chamaniques d'autrefois. Le véritable retour qu'il propose est intérieur. C'est une retrouvaille avec l'essence qui a toujours été présente, mais qui a été étouffée par le bruit de la hâte, de la déconnexion et de l'oubli collectif. Car, dans sa racine la plus profonde, cette sagesse n'appartient pas seulement aux peuples turco-mongols : elle appartient à l'être humain. À l'être qui reconnaît le ciel avec révérence, qui touche la terre avec soin, qui écoute les ancêtres avec humilité et qui chemine avec conscience entre les mondes.

Les enseignements réunis ici ne se terminent pas avec la dernière page. Au contraire, c'est à partir d'elle qu'ils commencent à fructifier. Au fil de cette lecture, vous avez été conduit à travers des paysages spirituels où le ciel n'était pas métaphore, mais présence ; où la terre n'était pas ressource, mais mère ; où les esprits n'étaient pas légendes, mais compagnons subtils. Chaque concept présenté est une graine. Et comme toute graine, elle a besoin de temps, d'écoute, d'ombre et de lumière. Et surtout, de continuité.

La spiritualité proposée ici ne sépare pas, ne hiérarchise pas, ne divise pas. Elle unit. Elle unit le visible et l'invisible, le corps et l'âme, l'humain et le non-humain. Dans cette cosmovision, le sacré n'est pas une exception à la routine — c'est la trame même de la vie. Et comprendre cela, c'est comprendre que chaque geste importe. Que chaque parole dite sous le ciel est entendue. Que chaque décision, même la plus intime, résonne entre les mondes.

Au fil de ces pages, vous avez marché aux côtés de chamans, de rois et d'anciens. Vous avez écouté le vent qui porte les chants oubliés. Vous avez appris qu'il n'y a pas de péché, mais déséquilibre ; qu'il n'y a pas de salut promis, mais harmonie conquise au jour le jour. Vous avez appris qu'honorer les ancêtres est plus qu'allumer de l'encens : c'est vivre de manière à ne pas leur faire honte. Que prendre soin de la terre est plus qu'un acte écologique : c'est une forme de gratitude spirituelle.

Mais peut-être le plus grand enseignement est-il celui-ci : le ciel ne s'est jamais éloigné de nous — c'est nous qui avons cessé de le regarder. La bonne nouvelle est que le ciel continue d'être là. Et continue d'être disposé à écouter. Le retour à la spiritualité véritable n'exige donc pas de grandes réformes ni de fuites de la civilisation. Il exige, oui, une reconnexion intime avec le silence, avec le corps, avec le flux naturel de la vie. Il exige attention. Révérence. Écoute.

Le souvenir de l'âme nomade est, au fond, une invitation à la légèreté. À vivre avec moins de bruit, moins de rigidité, moins d'arrogance. Et avec plus d'écoute, plus de présence, plus de syntonie avec les cycles. Le nomade savait qu'il n'était pas le centre du monde — il en faisait partie. Il savait que les forces invisibles n'exigeaient pas la peur, mais le respect. Il savait que le destin s'écrit les pieds sur terre et les yeux vers le haut. Et maintenant, vous le savez aussi.

Le Tengrisme ne propose pas que vous abandonniez tout, mais que vous revoyiez votre manière d'être au monde. Il enseigne que la spiritualité est, avant tout, qualité de présence. Elle est dans la manière dont vous vous asseyez devant un feu de camp ou devant un étranger. Elle est dans la façon dont vous respirez, dont vous écoutez, dont vous agissez quand personne ne regarde. Elle est dans la décision de vivre comme partie du tout — et non comme son propriétaire.

En fermant ce livre, quelque chose reste ouvert. Un cycle s'est achevé, mais le chemin spirituel ne se ferme pas. Il devient seulement plus visible, plus accessible. Vous pouvez maintenant reconnaître les signes avec plus de clarté. Vous pouvez écouter avec plus de profondeur. Vous pouvez, enfin, vivre avec plus de sens. Car la connaissance acquise ici ne sert pas à être seulement lue. Elle demande à être vécue.

Et cela commence maintenant. Dans le geste le plus simple, la parole la plus honnête, le regard le plus attentif vers le ciel. Ce que les anciens savaient — et ce que ce livre vous a rappelé — c'est que la spiritualité véritable n'a pas besoin d'être enseignée, seulement éveillée. Et si elle s'est éveillée en vous, même par éclairs, alors cela en valait déjà la peine.

Souvenez-vous : vous faites partie de la lignée qui contemple le ciel et reconnaît la terre comme sacrée. Vous faites partie du courant qui ne s'est pas brisé, seulement endormi. Et qui maintenant s'éveille. Le voyage continue, et le tambour sonne encore. Que votre écoute soit profonde, que votre marche soit légère, et que votre âme, comme les anciens, sache danser entre les mondes avec sagesse.

Que le Ciel Éternel vous inspire. Que la Mère Terre vous soutienne. Que les esprits ancestraux vous accompagnent. Toujours.

www.ingramcontent.com/pod-product-compliance
Lightning Source LLC
LaVergne TN
LVHW040047080526
838202LV00045B/3524